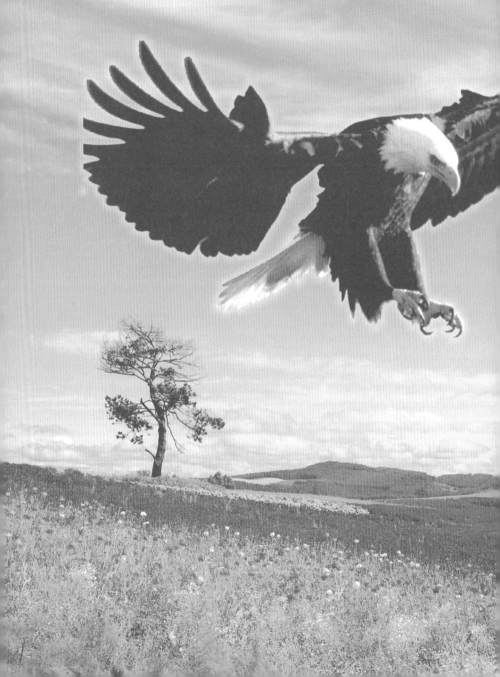

大展好書　好書大展
品嚐好書　冠群可期

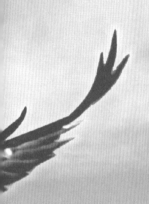

大展好書　好書大展

品嘗好書・冠群可期

養生保健
59

健身養生
八段錦

附 VCD

霍瑞明
張衍澤　主編

大展出版社有限公司

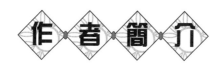

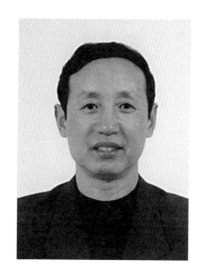

霍瑞明

中國醫學氣功學會理事，世界醫學氣功學會理事，國家級非物質文化遺產華佗五禽戲第五十九代傳承人，北京煜康文化發展有限公司創始人。

習練太極拳劍氣功近 40 年，尤其近 10 年以研修氣功養生為主，並從健身氣功跨越到醫學氣功領域，活躍在國內外氣功舞臺，所撰論文和專業文章多次獲得國家級一等獎及各種獎項，並在國家級刊

物上發表。2012年入選國家《健身氣功社會體育指導員風采錄》一書，2015 年參加國家體育總局「健身氣功精英計畫」培訓高級人才研修班學習獲得證書。

多年來堅持深入機關、企事業單位、學校、社區、網站傳授中華傳統養生文化，受益群眾達10萬人次以上，受到中國體育報、健身氣功、中華養生保健、中華醫藥報、中央電視臺、河北電視臺、石家莊電視臺、南京廣播電臺、河北青年報、燕趙晚報等諸多媒體廣泛關注。

主編了《五禽戲應四時養生》《健身養生五禽戲掛圖》《健身養生八段錦掛圖》等養生類圖書。發表了《健身氣功熱身操》《五禽健身歌》《六字健身歌》等作品。

喜聞霍瑞明所著《健身養生八段錦》一書即將
出版，這是氣功愛好者值得高興之事，故此我寫幾
句話以表祝賀。

　　霍瑞明是國家級非物質文化遺產華佗五禽戲第
五十九代傳承人。他多年來認真學習、刻苦修煉、
潛心研究、熱愛傳授五禽戲、八段錦等功法，頗有
心得體會，取得良好效果，深受廣大氣功愛好者和
病患者的喜愛，受益者達數萬人之多。他多次受到
有關部門的表揚和國家、省市諸多新聞媒體的廣泛
關注和報導。

　　中國氣功（古代稱導引）是我國傳統醫學的重
要組成部分，可謂是中國傳統醫學寶庫中的瑰寶，
它先於針灸和中醫藥，為中華民族的繁衍昌盛發揮
了巨大作用。

　　我國自古至今各種大小功法眾多，八段錦相傳
於南宋時期無名氏創編，距今已有上千年歷史。八
段錦屬有氧運動，把健身和養生有機結合，實乃錦

上添花。實踐證明，長期修煉不僅強身壯體、益壽延年，而且還能防病治病，深受崇愛。

我們所處當今時代，隨著科學迅猛發展、生活節奏加快、工作學習過度緊張、環境污染等因素，亞健康人群越來越多。前幾年世界衛生組織估算亞健康狀態的人約占全世界人口的75%。所謂亞健康就是介於健康與疾病之間的狀態。對於處於亞健康狀態的這部分人，各國現代醫學均苦於沒有有效的解決辦法和手段，然而中國傳統醫學恰恰有著獨特優勢，特別是醫學氣功，透過調心、調息、調身的自我修煉，可使失去生理、心理平衡的人重新達到平衡，使亞健康狀態回歸到健康狀態。

中國醫學氣功是一門科學，它不僅有行之有效的功法，而且有深奧的理論，屬於人體生命科學，值得我們去研究。對老祖宗傳下來的各種花費低廉但效果明顯的功法，值得我們去學習、去宣傳、去推廣，使之更好地造福中國人民和世界人民，為人類健康做出更大貢獻。

世界醫學氣功學會主席
中國‧北京

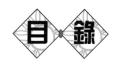

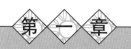

健身養生八段錦功法淵源

　　八段錦，顧名思義，是指由八種、八組、八節、八個如「錦」緞般優美動作組成。錦，是集錦、彙聚、彙編，乃「金」「帛」之精美華麗的組合，是「去其糟粕，取其精華」上上之傑作，是傳承與發揚光大的結晶。

　　八段錦相傳於南宋時期無名氏創編，作為古導引術源於中原，距今已有上千年歷史。

　　最早見於南宋洪邁所著《夷堅志》之文曰：「政和七年（1117年），李似矩為起居郎⋯⋯似矩素於色簡薄，多獨上於外合，仿方士熊經鳥伸之術，得之甚喜⋯⋯嘗以夜半時起坐，噓吸按摩，行所謂八段錦者。」並稱「長生安樂法」。

　　相傳岳飛常年中原抗金，為了保持旺盛精力，時常軍中帳下，「子後午前做，造化合乾坤，循環次第轉，八卦是良因。」故有岳飛相傳八段錦之說。

　　八段錦有立式和坐式之分。立式中以站式為常

見，且有南方和北方之派別。南方多為站式，行功動作柔和，又稱文派（文八段，內八段）。北派多為馬步式，行功動作剛性，又稱武派（武八段，外八段）。不管南派北派，文武之派，二者均同出一源。

筆者認為，現代人把健身和養生有機結合，集八段錦文武之派的柔與剛，完美結合為一體，實乃錦上又添花。

八段錦又稱健身氣功、健身養生操、醫療保健操，屬有氧運動。段段為錦，站樁為功。中正安舒，調理病症，強身健體。注重形、神、意、氣的結合，簡單易學，老少皆宜。不受場地限制，一平方米足矣。習練前需簡單熱身活動，習練時動作幅度、步形大小、活動時間，因人而異。一般重複做兩遍，中間休息2～3分鐘，總計約30分鐘。冬天做一遍可感身體發熱，做兩遍可感全身發暖。

習練後需補充水分。學習健身養生八段錦一定要把握好樸素、中庸和陰陽三個思想，將動作「柔和緩慢，圓活連貫；鬆靜結合，動靜相兼；神與形合，氣寓其中」三個功法特點，體現在八段錦習練過程中，以達到調理臟器、強身健體的目的。

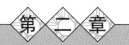

健身養生八段錦功法特色

　　八段錦作為健身養生導引功法，在上千年的歷史中得以傳承、發揚和光大。源於古人智慧，符合中華傳統養生理念，符合人體運動學和生理學規律。

　　八段錦屬於有氧運動，其功底在於站樁，雙腳馬步，利於保持身體平衡，特別適合中老年人，可養生鍛鍊、延年益壽，且安全可靠。其功法特點是：

●動作柔和舒緩

　　學練中放鬆心身，諸關節彎曲有度，圓活相隨，肢體動作舒緩流暢，虛實有別，如行雲流水，自然為道。重在腰肌為軸，驅動四肢上下左右協調，通利關節，疏通經絡，以暢氣血，達到強健身體的目的。

●動作動靜相隨

　　動為緊，靜為鬆，動靜結合使肌肉、肌腱、骨骼等運動系統鬆緊適度，貫穿在整個功法之中，使之遊

刃有餘，自然流暢，氣通血通，氣沖病灶，達到保健、調理和康復身體的作用。

●動作形神相合

身為形，心為神，心身合一。心主神靈，為全身五臟之官，心神內守，五臟六腑皆安。氣寓形中，身則相安，動以剛練身，靜以柔修心，以求心性和身命雙修。

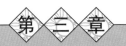

健身養生八段錦功法習練要訣

八段錦基本功在於站樁，站樁功是傳統的站式練功方法，是身體素質、體能、體質鍛鍊的基本功。

站樁從流派上說有自然樁、中醫樁法、峨眉樁法、武當樁法、少林樁法等。

其形式為躺樁、坐樁和站樁。而八段錦以變異馬步樁為基礎，貫穿在八段錦功法中，因人而異，可選高位、中位和低位三種站樁體位。基於此，學練功法時青少年可選擇馬步樁低位，中年人可選擇馬步樁中位，老年人可選擇馬步樁高位。

鑒於站樁是學習八段錦基本功，因而要訣有三：

●下盤築基，增強腿部力量

腿部力量練習，指大腿肌肉耐力練習。因選擇馬步體位不同，大腿肌肉練習也不盡相同。因涉及肌肉、肌腱、骨骼、關節等運動系統，在習練八段錦前，一定要加強熱身活動和築基練習，以保證安全性

和科學性。循序漸進，保持鬆與緊、動與靜的結合，盡在自然中。

●腰為腎腑，增強腰肌力量

腰肌力量練習，馬步為椿，雙腳築基。以此為基本功後，重在腰肌力量練習。

腰肌支撐上體骨骼，腰為腎之腑，腰肌強大，腎氣十足，脊柱則向上挺拔，保持身形中正，氣血自然上下貫通，達到通調五臟六腑，強身健體目的。

●性命雙修，無為而無不為

性命雙修，性為心神，命為身形。心神主一身之軀，故心神寧靜，身體放鬆，動靜結合，一呼一吸，盡在道法自然中，無為而無不為，達到健身養生延年益壽的目的。

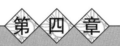

健身養生八段錦導引術

第一節　手形、步形

一、基本手形

1. **握固**：大拇指彎曲，並抵無名指根節內側，其餘四指由小拇指、無名指、中指、食指依次併攏，屈收於掌心（圖1）。

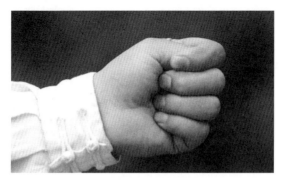

圖1　握固

2. **自然掌**：五指自然微屈，略分開，掌心微合（圖2）。

3. **立掌**：拇指與食指呈八字形，其餘三指第一、第二指節屈收，屈腕豎起，掌心向外，並與小臂呈接近90°狀（圖3）。

4. **爪**：五指併攏，大拇指第一指節和其餘四指第一、第二指節屈收，用力扣緊，腕部伸直（圖4）。

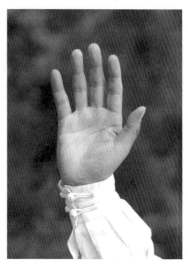

圖2　自然掌

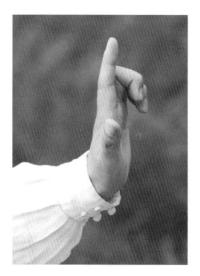

圖3　立掌

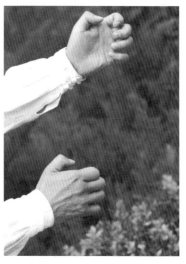

圖4　爪

二、基本步形

1. 併步：雙腳併立，兩膝微屈（圖1）。

2. 開步：左腳外跨，雙腳與肩同寬（圖2）。

3. 馬步：在大於開步基礎上，雙膝半屈蹲，大腿略高於膝水平（圖3）。

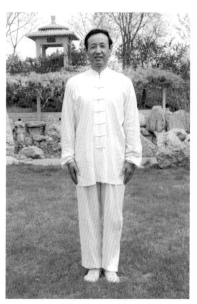

圖1 併步

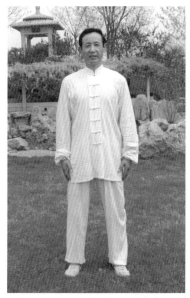

圖2 開步

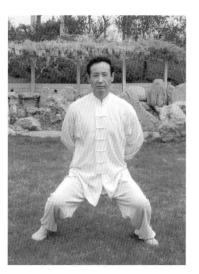

圖3 馬步

第二節　導引圖解

預備式（起勢）

一、動 作

1. **併步**：雙腳併立，手齊褲縫，目視前方（圖1）。

2. **開步**：左腳外跨，雙腳與肩同寬，手心向後，目視前方（圖2）。

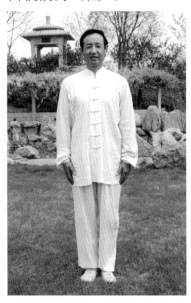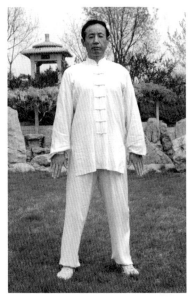

圖1　　　　　　　　　圖2

3. 開步後，雙臂內旋，兩掌同時向兩側擺起，與髖同高，掌心向後，目視前方（圖3）。

4. 接上，兩膝呈半蹲狀，同時兩臂外旋，並向前合抱於腹前，呈圓弧狀，與臍同高，兩掌心向內，兩手間距約拳頭大小，目視前方（圖4）。

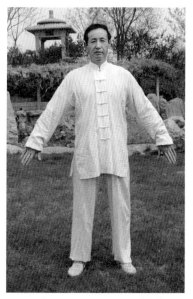 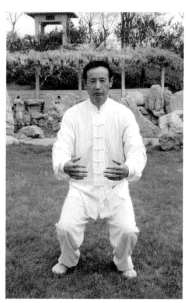

圖3　　　　　　　　　　　　圖4

二、功法醫理與作用

1. 意守丹田，寧靜安神，調理呼吸。

2. 內安五臟六腑，外端身形中正。

3. 馬步站樁，背脊貫通，氣血暢通。

第一段　兩手托天理三焦

導引調身動作

1. 接起勢，兩臂微落，呈掌心向上（圖1）。

2. 接上式，兩掌五指交叉於腹前（圖2）。

3. 接上式，兩膝由微屈緩緩伸直，同時兩掌上托平起至胸高，兩臂內旋後，繼續向上托起，肘關節伸直，掌心向上，並抬頭目視掌背（圖3）。

4. 接上式，兩臂充分挺舉，同時下頦內收，目視前方（圖4）。

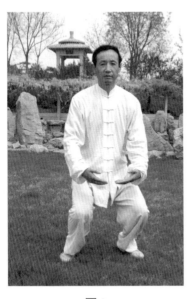

圖1

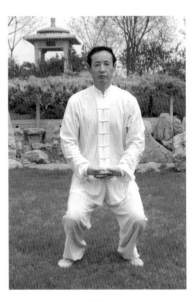

圖2

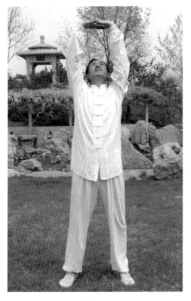

圖3

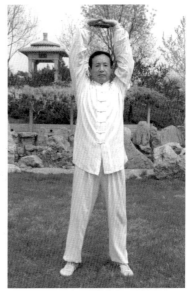

圖4

5. 接上式，略停頓後，身體重心隨兩膝微屈緩緩下移。同時，雙手自然分開，沿體側畫圓下落，並兩掌捧於腹前，掌心向上，目視前方（圖5）。

重複圖1～圖5，做6遍。

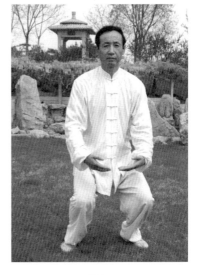

圖5

導引調息精要

1. 其「托天」過程旨在脊椎逐節緩緩向上拔伸，逐節緩緩向下收縮。因為人體脊椎有26節，其中頸椎7節，胸椎12節，腰椎5節，骶骨、尾骨各1節。

其「托天」上舉過程，至少有24節都參與其中。另外脊柱是督脈所在地，且總督人體一身6條陽經，通過大椎穴使諸陽氣上注於百會穴，故百會有「陽脈之海」之稱。透過「托天」上下運動，升降開合，使肺主呼吸功能得到加強。能有效輸布元氣，調理全身氣血暢通。

2. 其「托天」瞬間，閉息助力，達到人體與天體的交際融合，吸納天地之精華，貫通三焦之氣，使臟腑功能得到鍛鍊。

導引調心方法

1. 身形端正，內安五臟。
2. 排除雜念，心靜寧神，自然呼吸。
3. 意想三焦，氣運通天。

導引醫理作用

1. 透過兩手交叉上托，緩緩挺舉，力在掌根向上伸拉，使三焦暢通，氣血調和。

2. 充分挺舉，人體脊柱椎節得到有效伸拉，背部肌肉群得到強化鍛鍊，對頸、肩、脊椎等疾患，以及引起的其他疾患都有良好的調理、康復和保健作用。

中醫文化內涵

「兩手托天理三焦」：這裡重點需要理解三焦的功能和作用。

所謂三焦，並非人體一個獨立的臟腑器官，而是用以畫分人體部位及內臟的一個特殊概念。三焦有上焦、中焦、下焦之分。這樣把人體也畫分為上、中、下三個生理病理區域，將人體重要器官分別含在這三個區域之中。

《黃帝內經》（《靈樞營‧衛生會》）中黃帝曰：「願聞三焦之所出。」

岐伯答曰：「上焦出於胃上口，並咽以上，貫膈，而布胸中」「中焦亦並胃中，出上焦之後」「下焦者，別回腸，注於膀胱，而滲入焉」。

也就是說，膈肌以上為上焦，胃居中部為中焦，胃的下面是下焦。進一步說，上焦出於胃的上口賁門，與食道並行上至咽喉，是貫穿於胸膜而分佈在胸中。中焦的部位與胃相並列，在上焦之後，顯然就是在膈之下。而下焦經大小腸消化吸收，分別清濁，糟粕從回腸而下行，水液流注膀胱。

　　不難看出，古人在2000多年以前對人體結構就瞭若指掌。上焦就是心和肺，中焦就是脾、胃、肝和膽，下焦就是腎、膀胱、大腸和小腸。三焦作為人體的六腑之一，通行生命元氣。元氣是腎精所化，起到了推動與激發作用，總司全身的氣化功能。又為決瀆之官，負責水道循環，糟粕排泄。

　　儘管三焦不是獨立的臟腑及器官，但臟腑卻不能代替三焦的作用。它是人與自然環境發生聯繫的三條通道。天地之精氣靠此才能汲取。人體的糟粕靠此才能排出，足見三焦作為人體臟腑之間存在的意義。

　　因此，調理三焦培補元氣，旨在充分「托天」，氣運任脈關元穴，上行至任脈天突穴，兩掌下落，氣從天突穴再下行歸至關元穴，加強人與自然的和諧。

第二段　左右開弓似射雕

導引調身動作

1.接上式，身體重心右移後，左腳在原開步基礎上，再向左開步站立，兩腿膝關節自然伸直。同時，雙手向上，胸前呈交叉狀，左手在外，兩掌心向內，目視前方（圖1）。

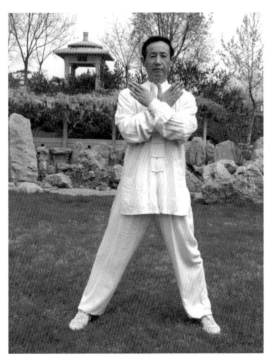

圖1

2. 接上式，兩腿緩緩屈膝半蹲呈馬步。右掌胸前屈指呈「爪」式，並向右拉至肩前。左手掌呈「八字」掌式，隨左臂內旋向左側推出，與肩同高，力在掌根，呈拉弓射箭之勢。同時，頭部緩緩左旋，目視左掌食指指尖推出（圖2）。

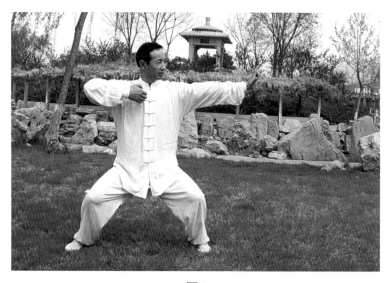

圖2

3. 身體重心右移，目視右「爪」五指自然伸開變掌，並向上向右前約小於30°方向畫弧，與肩同高，指尖朝上，掌心斜向前。同時，左手「八字」掌伸開變自然掌（圖3）。

4. 接上式，身體重心繼續右移，左腳收回呈併步狀，同時兩掌分別體側下落（圖4）。

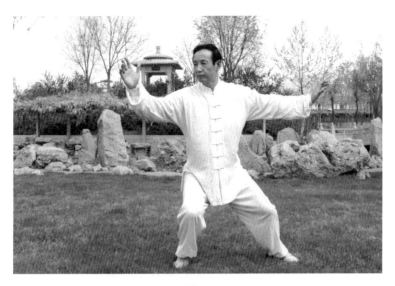

圖3

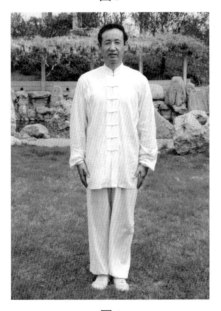

圖4

5. 接上式，呈開步半蹲，雙手捧於腹前，指尖相對，掌心向上，目視前方（圖5）。

重複圖1～圖5，動作反向，共做6遍。

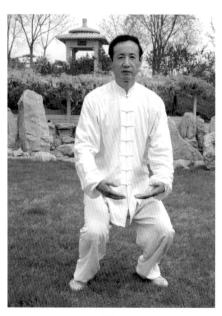

圖5

導引調息精要

左右開弓似射雕，重在「形似」和「神似」。在兩手交叉，準備射雕之時，以自然「吸」氣儲備力量，使身體達到相對的「緊」，進而逐漸使身體「鬆」而有張力，並隨著呼氣，逐步完成腹式呼吸，氣沉丹田，達到「形」似開弓，「神」似射雕，以增

加氣力。

導引調心方法

1. 下盤築基，形似開弓，呼吸自然。
2. 凝神屏氣，心有所向，箭有所指。

導引醫理作用

1. 左右開弓力在掌根，以拉弓射箭之臂力，展肩擴胸，旨在刺激手三陰三陽經絡，調理心肺等經脈之氣。

2. 馬步蹲襠，樁基如柱，力在腰肌，脊柱挺拔，刺激任督兩脈和穴位及背部肌肉群。增強血氧交換、氣血循環，預防和干預脊椎變異、頸肩等疾病。

3. 馬步樁基可增強下肢肌肉力量，提高平衡能力。

4. 開弓射箭，增強臂力練習，有利於打開膻中穴，開胸開肺，利肝益肺，增強肺呼吸功能。

中醫文化內涵

左右開弓似射雕：是以一左一右的開弓拉箭的臂力，意想射獵幾千公尺飛行高度的雕科猛禽。試想沒有巨大的手臂力量是難以想像的。因此，「左右開弓似射雕」，就成了力量練習的一種養生方法。

而作為古導引術，在中醫理論長期實踐中講的是，以左右開弓力量練習，達到促進人體「左肝右

肺」氣機升降的循環。

這裡就出現了一個疑問，人體的肝臟在左側嗎？答案是否定的，老祖宗在2000多年以前就知道人體結構了。在更早的遠古時期，老祖宗採用「仰觀天文，俯察地理」「遠取諸物，近取諸身」的先進思想手段，追求天與人的和諧共存這一理論思想，在中醫長期發展實踐中得到充分體現。

《黃帝內經》（《素問‧五運行大論》）中黃帝曰：「動靜何如？」岐伯曰：「上者右行，下者左行，左右周天，餘而復會也。」也就是黃帝問，天地的動靜是怎樣的呢？岐伯回答說：「天在上面，自東而西是向右運行的；而地在下面，自西向東是向左運行的。左行和右行，需要一年的時間，經周天三百六十五度及其餘數四分度之一，最後回到原來的起始位置。」

《黃帝內經》（《素問‧刺禁論》）岐伯在回答黃帝「願聞禁數」時說：「臟有要害，不可不察，肝生於左，肺藏於右……」也就是說，內臟都有要害之處，不能不認真觀察，肝氣生發於左，肺氣肅降於右……不難看出，「上者右行」說的是，天氣自東而西右旋下降於地；「下者左行」說的是，地氣自西而東左旋上升於天。這就是天地陰陽二氣運行氣機。

從五行學說來講，人體肝臟主疏泄，應五位東方

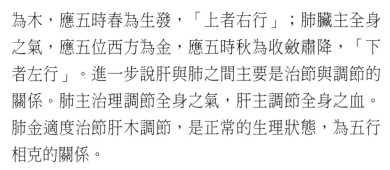

為木，應五時春為生發，「上者右行」；肺臟主全身
之氣，應五位西方為金，應五時秋為收斂肅降，「下
者左行」。進一步說肝與肺之間主要是治節與調節的
關係。肺主治理調節全身之氣，肝主調節全身之血。
肺金適度治節肝木調節，是正常的生理狀態，為五行
相克的關係。

　　如果肝木調節過甚，對肺金治節反尅，則出現病
理狀態，為五行相侮。所以，八段錦左右開弓似射
雕，實為調理「左肝右肺」之氣機，勁道力達背脊，
到達手陽明大腸經商陽穴，以宣肺傾瀉陽明之火，強
身健體。

第三段　調理脾胃湏單舉

導引調身動作

1. 接上式，兩腿呈開步，膝屈蹲狀。隨之，兩腿緩緩挺膝伸直，同時，左掌上托至胸高，左臂外旋經面前上穿，隨之臂內旋上舉至頭左上方，肘關節微屈，力達掌根，掌心向上，指端向右。同時，右掌微微上托至腰際，即隨臂內旋，下按至右髖旁，肘關節微屈，力在掌根，掌心向下，指端向前，目視前方（圖1）。

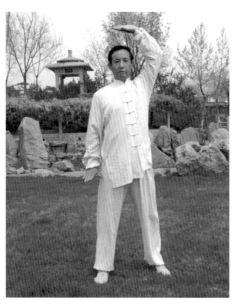

圖1

2．接上式，鬆腰沉髖，重心緩緩下移，兩膝微屈，同時左臂屈肘外旋，左掌經面前下落於腹前，兩掌心向下（圖2）。

3. 接上式，雙臂外旋，掌心向上捧於腹前，兩掌指尖相對，相距拳頭大小，目視前方（圖3）。

重複圖1～圖3，動作反向，共做6遍。

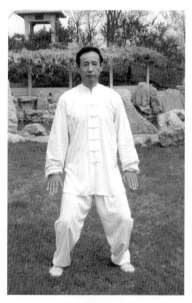 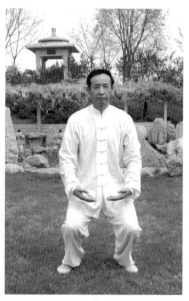

圖2　　　　　　　　　　圖3

導引調息精要

調理脾胃須單舉，重在「單舉」過程中，力在掌根。隨著單舉，上托下按，逐步自然納氣，側牽肋

肌，調理五臟，經由有效刺激，促進脾胃氣機上下運動。單舉下落，身體放鬆，自然呼氣，氣沉丹田，以達到調理脾胃目的。

導引調心方法

1. 兩膝緩提，身體中正。
2. 心主五臟，意想脾胃，氣隨心調。

導引醫理作用

透過上肢上舉下按，一呼一吸，鬆緊相間，胸腹牽拉，使脾胃運化，肝膽疏泄，得到有機調理和按摩，對五臟調理有積極的平衡作用。

人體脊柱得到有益牽引伸拉，背部肌肉群得到有效鍛鍊，增強任督兩脈的氣血循環，對頸、肩、胸、腰等部位疾患有積極的康復和保健作用。

中醫文化內涵

從「調理脾胃須單舉」來看，這一式的核心是脾胃，而鍛鍊的方法是單舉。脾胃是指人體臟腑器官，脾與胃是表裡關係。通常人們都有這樣的生活經歷，尤其女性居多，「今天胃不舒服了」，表現在胃痛、胃脹、胃酸、胃痙攣等，從「胃」字拆解來看，月為肉身，那麼肉身上的田，為人體中的天地。即是田

地，就會受納五穀。所以，胃還有「太倉」之名。

胃就是人的肚子，在人體中部，受五行學說影響，方位「中」為土，那麼胃就顯得格外重要了。當你吃得不對了，勢必引起胃的不適，引起種種不良反應。

脾為五臟之一，主要功能是幫助胃腸消化水穀、吸收和輸布營養精微物質，為營血生化之源。所以脾胃有「後天之本之說」。《黃帝內經》（《素問·靈蘭秘典論》）曰：「脾胃者，倉廩之官，五味出焉。」也就是說，脾和胃主要作用是飲食的受納和布化，是倉廩之官，五味的營養全靠它們的作用得以消化、吸收和運輸，足見脾胃的功用。

從「氣」的中醫理論上來說，脾胃這一對表裡關係的和與不和，在於脾運化五穀精微之氣的上升為順；在於胃受納後，在脾的幫助下胃氣能否下降為和。脾氣上升、胃氣下降是功能上的氣機。這一氣機運行正常，脾胃自然和諧，否則氣機不暢，脾胃自然不和。因而飯後1小時加強脾胃「單舉」，勢必增強脾胃功能與調和。

從「單舉」這一上舉下按簡單有效的動作來分析，意想丹田伸拉兩肋，吸清呼濁，吐故納新，能有效刺激脾胃經絡，促進脾胃氣機有效運動，達到調理和改善脾胃合和的目的。

第四段　五勞七傷往後瞧

導引調身動作

1. 接上式，兩腿緩緩直立，挺胸抬頭，目視前方，同時，兩臂伸直，掌心向後，指尖向下（圖1）。

2. 接上式，兩臂充分外旋，掌心向外，同時，頭向左後方緩緩旋轉，目視左斜後方135°左右（圖2）。

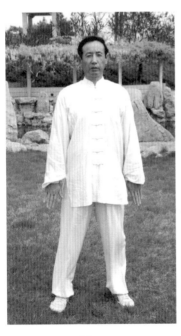

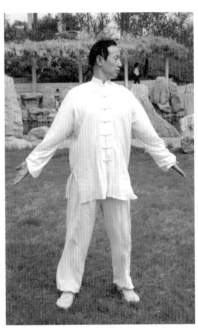

圖1　　　　　　　　　圖2

3. 鬆腰沉髖，重心緩緩下移，兩腿膝屈。同時，兩臂內旋掌按髖側，指尖向前，目視前方（圖3）。

　　重複圖1～圖3，動作反向，共做6遍。

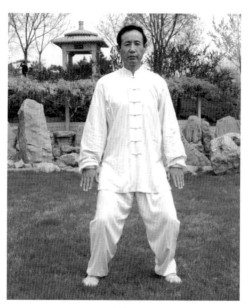

圖3

導引調息精要

　　五勞七傷往後瞧，重在理解往「後瞧」之意。動作表象是以頭部頸項旋轉舒緩，並配雙臂外展擴胸，後背夾脊。

　　其理念是藉由頸部的有效旋轉，刺激大椎穴，提振六條陽經，增強大腦氣血暢通。因為心為五臟之

君，心主大腦神靈，故對「五勞」（心、肝、脾、肺、腎）和「七傷」（喜、怒、悲、憂、恐、驚、思）有直接的調理作用，並透過展肩擴胸，吐故納新，使大腦獲得足夠血氧交換。

導引調心方法

1. 形如椿基，凝神靜心。
2. 開吸合呼，心調五臟。

導引醫理作用

1. 透過挺胸、塌腰、提臀、上肢伸直且用力外旋，可拔伸牽拉脊柱、背肌、擴胸，對胸腹臟器起到按摩和調理作用。

2. 頭部往後瞧動作，可刺激頸椎大椎穴，對「五勞」（心、肝、脾、肺、腎五臟之過而勞損）和「七傷」（喜、怒、悲、憂、恐、驚、思七情之過而傷害）有積極的調理和保健作用。

3. 對胸三以上頸、肩、臂、手、背肌麻痛、心腦血管類疾患等，有積極的預防和康復作用。

4. 向「後瞧」，加強了眼肌運動，反刺激肝經，從而改善了眼部血液微循環，對預防眼肌疲勞、眼部疾患等有積極的康復和保健作用。

中醫文化內涵

五勞七傷泛指體虛多病。作為成語出處於元朝劉唐卿《降桑葚》第二折，太醫云：「我會醫四肢八脈。」糊突蟲云：「我會醫五勞七傷！」

關於五勞《素問・宣明五氣養》曰：「五勞所傷：久視傷血，久臥傷氣，久坐傷肉，久立傷骨，久行傷筋，是謂五勞所傷。」也有所指肝勞、心勞、脾勞、肺勞、腎勞等五臟疲勞，是當代典型的身體亞健康狀態。

中醫認為，七傷是指大飽傷脾，大怒傷肝，強力受濕傷腎，形寒傷肺，憂思傷心，風雨寒暑傷形，大恐傷志。七傷又實乃七情為志，是臟腑氣血陰陽功能在精神情志方面的外在表現，而臟腑氣血陰陽失調，又可產生異常的情志變化，即喜、憂、怒、思、悲、驚、恐所致，歸五行則為五志或五情，怒可傷肝，喜可傷心，思可傷脾，悲可傷肺，恐可傷腎，中醫認為情志過激，可損陰傷陽。所以，情志養生在中醫養生學裡是極為重要的內容之一。

「五勞七傷往後瞧」有效刺激人體六條陽經所通過的大椎穴，展肩力達背脊，減緩五臟疲勞，調節五勞所傷，實現干預五勞七傷的亞健康狀態。

第五段　搖頭擺尾祛心火

導引調身動作

1. 接上式，兩掌呈捧腹狀，指尖相對，在此基礎上身體重心左移，右腳再右開步，兩膝自然直立。同時，兩手掌心托於胸同高時，兩手臂內旋，且繼續上托至頭上方，肘微屈，掌心向上，指尖相對，目視前方（圖1）。

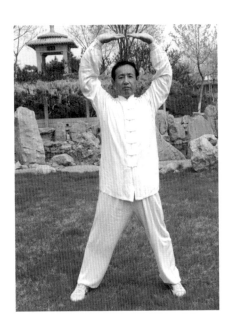

圖1

2. 接上式，兩腿屈膝呈馬步，同時，兩臂沿體側外畫弧下落，兩掌扶膝上方，肘微屈，指端側向前，目視前方（圖2）。

3. 身體重心向上略移，而後右移，上體向右側傾，隨即右前俯身，目視右腳前掌（圖3）。

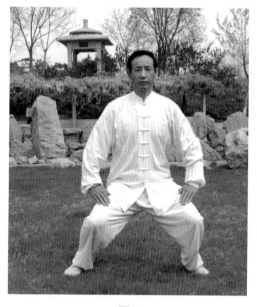

圖2

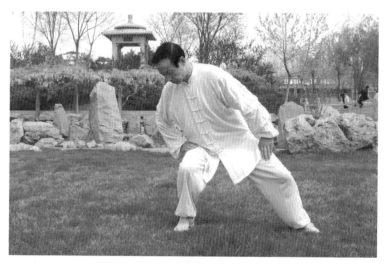

圖3

4. 身體重心前俯左移，同時上體以腰為軸左旋，目視右腳後跟（圖4）。

5. 接上式，身體繼續左旋左側起，同時頭隨脊椎向後擺動，身正時上體略起，還原馬步式，下頦微收，目視前方（圖5）。

重複圖1～圖5，動作反向，共做6遍。

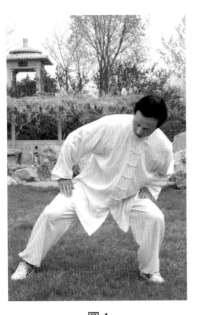 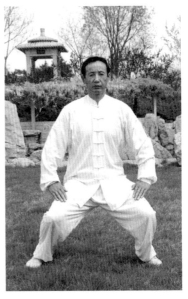

圖4　　　　　　　　　圖5

6. 接上式，身體重心左移、上移正身，右腳收回呈開步站立。同時，兩掌向外經體側上舉，掌心相對，目視前方（圖6）。

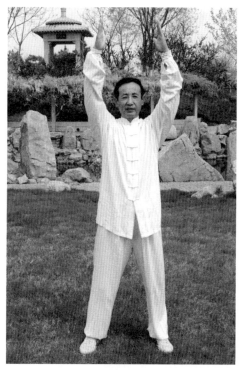

圖6

導引調息精要

搖頭擺尾袪心火,兩腿馬步大於肩寬,處於低位
站功,如盤下柱,確保以腰為軸心,身體前後左右旋
轉過程中,保持同步與聯動。它包括了頭、頸、胸、
腰、骶骨、尾骨、腿部的共同協調。否則,極易出現
單獨搖頭或擺尾的錯誤動作。如此整體同步動作,保
持自然呼吸,「搖頭」刺激大椎,「擺尾」刺激尾

閭。中醫認為，心腎相濟是氣機運動，心屬陽，位居於上，其性屬火。腎屬陰，位居於下，其性屬水。透過搖頭和擺尾有效運動，心陽之火須下降於腎陰之水，腎陰之水溫煦而氣化，上濟於心陽，進而達到祛心火目的。

導引調心方法

1. 雙腿如樁，上體搖擺，氣灌丹田。
2. 凝神意想，心腎相交。

導引醫理作用

1. 施行下蹲搖頭擺尾，可強化心火下行，溫煦腎水氣化上行，使水火相濟、心腎相交，以期平衡氣機，達到滋陰補腎、除心火的作用。

2. 施行下蹲搖頭擺尾，可刺激脊柱任督兩脈，增強氣血循環，刺激大椎穴，以達疏經泄熱、除心火的作用。

3. 上體大幅度搖擺環轉，可強化頸椎、胸椎、腰椎、胸肌、腹肌、臀肌等鍛鍊，增強各關節靈活度，也加強了大腿肌肉耐力練習，燃燒脂肪，秀麗大腿。

中醫文化內涵

搖頭擺尾祛心火：用搖搖頭擺擺尾的方式祛掉心

頭之火，這裡蘊含「心腎相交」「水火既濟」的中醫
理念，《黃帝內經》（《素問‧六微旨大論》）曰：
「相火之下，水氣承之」「君火之下，陰精承之」。
也就是說，水能制火，相火的下面，由水氣承受之。
陰能制陽，君火的下面，由陰精承受之。

這些思想又源於中華傳統文化之根伏羲易經文
化，易醫同源，正是易經文化在中醫文化中得到傳承
與應用。伏羲《易經》八卦中的坎卦（水）與離卦
（火）不同疊加形成了周文王《周易》六十四卦中的
既濟卦和未濟卦，水火既濟與未濟正是人體心（火）
腎（水）相交與不交的運用與體現。明末著名醫學家
李中梓在《醫宗必讀‧水火陰陽論》中也說道：水上
火下，交則為既濟，不交則為未濟。

從導引術中不難看出，俯身搖頭左旋和右轉，旨
在放鬆大椎穴，開啟太陽之門，擺尾旋轉尾閭穴，也
就是督脈長強穴，打通任督兩脈，促進人體水火氣機
上下運動，來調理心火下降、腎水上調的過程。

既濟與未濟兩卦陰陽爻互變，也正是人體心火之
陽和腎水之陰相互轉化變「易」的過程。週而復始，
生生不息。而人的主動「心易」養生，加強搖頭（心
火）擺尾（腎水）互動，意守湧泉穴，溫煦腎水氣
化，就能達到祛心火、調理陰陽平衡的作用。

第六段　兩手攀足固腎腰

導引調身動作

1. 接上式，鬆腰沉髖，身體重心下移，兩膝微屈，同時兩掌經面前下按至腹前，掌心向下，指尖相對（圖1）。

2. 接上式，兩腿挺膝開步站立，同時兩掌指尖由相對變指尖向前，雙臂向前向上舉起，肘直掌心向前，目視前方（圖2）。

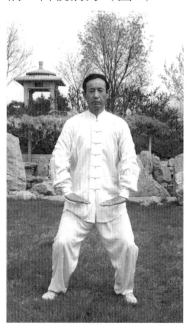
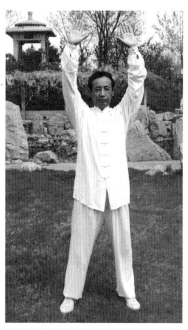

圖1　　　　　　　　圖2

3. 雙臂外旋至掌心相對，屈肘同時兩掌下按至胸前，掌心向下，指尖相對，目視前方（圖3）。

4. 雙臂外旋掌心向上，隨之兩掌掌指順腋下向後背插送，目視前方（圖4）。

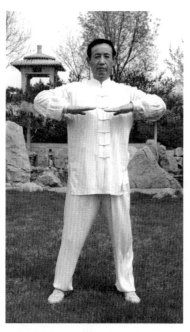

圖3

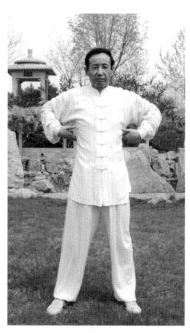

圖4

5. 兩掌心向背脊椎兩側沿膀胱經下摩運至臀部，隨之上體前俯，兩掌繼續沿腿後膀胱經下摩至腳跟，再經兩側摩運至腳面並抬頭，目視前方，略停頓（圖5）。

6. 兩掌沿地面前伸，手臂伸直，隨後以雙臂帶身，以腰為軸緩緩上起，兩臂伸直上舉，掌心向前，目視前方（圖6）。

重複圖2～圖6，共做6遍。

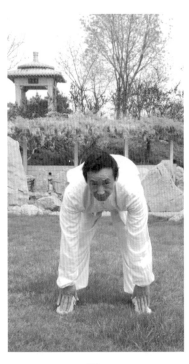 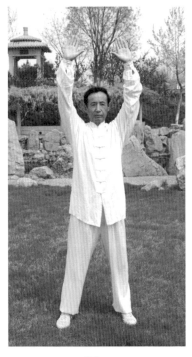

圖5　　　　　　　　圖6

導引調息精要

　　兩手攀足固腎腰，重在下腰攀足，凸顯命門，再以腰為軸帶動上體緩緩起身，加強腰肌運動。隨著雙手下按，身體放鬆，氣沉丹田，固其腎腰。

　　俗話說：腰為腎之腑。明代著名醫學家張介賓認為：「命門關乎兩腎」，足見加強命門運動，對增強腎臟功能有著積極作用。

導引調心方法

　　1. 腿如樁基，兩手攀足。
　　2. 意想腰肌，固腰固腎。

導引醫理作用

　　1. 施行上體前屈後伸，可刺激脊椎並得到牽拉，加強任督兩脈氣血循環，下肢繃直，舒筋活血，膀胱經得到有效刺激，達到強腰固腎，對生殖泌尿系統可起到保健和康復作用。

　　2. 對人體脊椎充分牽拉，強化腰肌力量和後背肌肉群鍛鍊，可改善和保持人體正常脊椎生理曲線。同時，對腎功能有很好的刺激和按摩作用。

中醫文化內涵

腎臟是人體五臟之一，主藏精，促進人體生長發育生殖，主人體水液代謝，主納氣。

《黃帝內經》（《素問·六節藏象論》）篇「腎者，主蟄，封藏之本，精之處也；其華在髮，其充在骨，為陰中之少陰，通於冬氣。」

明代著名醫學家張介賓說：「命門總關乎兩腎，而兩腎皆屬於命門。」固腎內藏父母之精，為元陽元陰真陰真陽，為五臟六腑陰陽根本，故腎又有先天之本之稱謂。不難看出，張介賓關於「命門」學說，強調關乎兩腎的重要性。

《黃帝內經》（《素問·上古天真論》）中黃帝曰：「余聞上古之人，春秋皆度百歲，而動作不衰；今時之人，年半百而動作皆衰者。時世異耶？人將失之耶？」

也就是說，我聽說上古時候的人，年齡都能超過百歲，動作不顯衰老；現在的人，年齡剛至半百，而動作就顯得衰老了，是因為環境的不同呢？還是因為今天的人們不會養生所造成的呢？

黃帝在2000多年以前和岐伯老師的問答，在當今時代仍有現時意義。那麼如何惜元保元呢？張介賓說：「酒殺可避，吾能不醉也；色殺可避，吾能不迷

也；財殺可避，吾能不貪也；氣殺可避，吾能看破不認真也；功名之殺可避，吾能素其形藏也。」古人教誨，為我所用。「恬淡虛無，真氣從之，精神內守，病安從來。」

　　古導引術施行兩手攀足方法，強調雙手腋下反穿背脊，撫摸人體最長的膀胱經，直至下腰，雙手攀到足跟，再以腰為軸，帶動上體起身。意守命門，凸顯命門關乎兩腎的腰肌功能練習。命門火旺，腎氣十足，氣沉丹田，自然培補元氣。

　　儘管人的天年與先天元氣有關，但後天的培補養生，仍可固腎，壽過百歲。

第七段　攢拳怒目增氣力

導引調身動作

1. 接上式，鬆腰沉髖，重心緩緩下移，兩腿微屈。同時，兩掌向前，下按至腹前，掌心向下，指尖向前，目視前方（圖1）。

2. 接上式，身體重心右移，左腳向左開步，兩腿微屈，呈半蹲馬步式。同時兩掌握固垂於腰側，拳眼

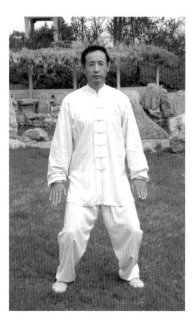 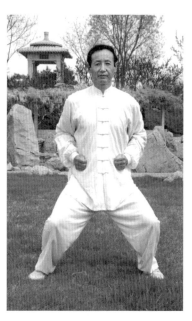

圖1　　　　　　圖2

朝上，目視前方（圖2）。

　　3. 瞪目睜圓，目視左拳緩緩用力向前擊出，與肩同高，拳眼向上（圖3）。

　　4. 目視左拳，左臂內旋變掌，虎口朝下。之後，左臂外旋，肘微屈，掌心向上變握固後，目視左拳收於腰側，拳眼向上，目視前方（圖4）。
　　重複圖2～圖3，動作反向，共做6遍。

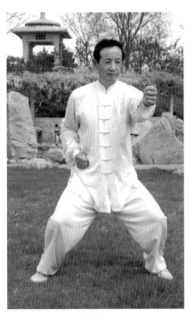
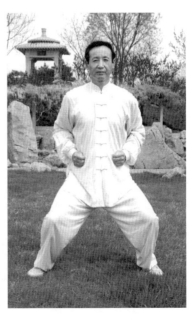

圖3　　　　　　　　　　　圖4

導引調息精要

攢拳怒目增氣力，重在攢拳和怒目。攢拳目的是為了握固，即五指用力分開，大拇指力壓勞宮穴，從小指到食指依次握固，勁拳。

「怒目」睜圓，目視攢拳「握固」過程，筋脈得到牽拉，有效刺激肝臟功能，使其氣血充盈，達到增加氣力目的。

導引調心方法

1. 下盤如樁，身形穩健。
2. 心存握固，氣沉丹田。

導引醫理作用

1.「怒目瞪眼」，可擴張眼肌運動，強化血液微循環，緩解眼疲勞。同時刺激肝經，使肝血充盈，怒氣疏泄，有強筋健骨、開竅明目的作用。

2. 兩腿馬步如樁，腳趾用力抓地，雙手旋腕，從小指到食指依次用力握固、攢拳等小動作，有力刺激了手、足諸經。上體挺拔有力，刺激任督兩脈，增強氣血循環，強化了身體運動，刺激筋骨，達到增強氣力的目的。

中醫文化內涵

肝臟是人體五臟之一，主藏血；主疏泄條達；在體內為筋，其華在甲，開竅於目。

左右攢拳，擰轉手臂，旨在氣力發至丹田，以旋腕聚集五指合力，大拇指力壓心包經、勞宮穴，並依次屈指按壓，形成握固蓄勢待發，施行「怒目」達到增加氣力的目的。其動作過程不難理解，但它的內涵是「攢拳」，有效刺激肝臟，促進氣血循環，力達五指握固。

《黃帝內經》（《六節藏象論篇》）帝曰：「臟象何如？」岐伯曰：「肝者，罷極之本，魂之居也；其華在甲，其充在筋。」也就是說，肝是罷極之本，是魂魄居住之處，其榮華表現在爪甲，其充養的組織在筋，可以生養血氣。這裡的「罷極」有耐受解除和疲乏之意。換言之，消除疲倦以增強氣力。

這一式還有一個動作要點是，眼睛「怒目」，怒是人的一種心理狀態，實為情志範疇。由心底發出的一種憤怒之心，相由心生，心主神靈，表現出「怒目」的樣子。中醫認為，肝開竅於目，經絡連接於「目系」。所以「怒」而非過，罷極耐受，施行意會睜大眼睛，反刺激肝經，來達到增加力氣的養生效果。

第八段　背後七顛百病消

導引調身動作

1. 接上式，身體重心右移，左腳收回呈併步站立，同時兩拳由握固變掌，自然垂於體側，目視前方（圖1）。

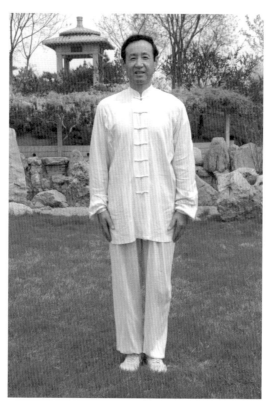

圖1

2. 接上式，兩腳跟緩緩提起，膝關節繃直，胸肌上提，頭向上頂，動作略停（圖2）。

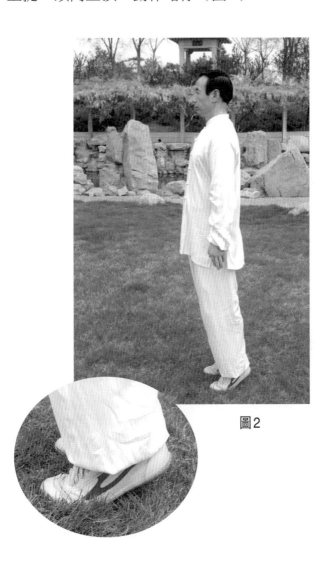

圖2

3. 膝關節繃直，兩腳跟下落，稍用力，微震地表（圖3）。

重複圖2、圖3，共顛7遍。

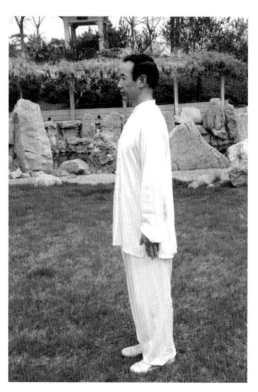

圖3

導引調息精要

背後七顛百病消，「背後」意想為足跟，是人體骨骼之根，透過足跟下落，微震，把力量傳導至全身

骨骼，進而帶動肌肉運動，增加氣血循環。為了達到
這一效果，踝、膝、腰、頸諸關節一定要「繃直」，
七顛時不能鬆勁，以求七顛過程上下傳導。根據年
齡、身體狀況，顛足力度自己把握，並緩衝顛足。

顛七下，只是一個象徵意義，「七」為單數，為
陽數，是人們所追求的生命陽壽。心隨所願，「百
病」皆消。

導引調心方法

1. 身形端正，統調五臟。
2. 氣運背脊，力注腳跟。

導引醫理作用

1. 腳跟上提，利用腳趾用力抓地，可刺激足部三
陰三陽經脈，增強腳底血液微循環功能。

2. 腳跟顛地，利用反作用力傳導，可刺激脊椎和
督脈上諸腧穴，促使臟腑經絡全身貫通，以調理陰陽
平衡。

3. 直立七顛，可使小腿肚肌肉群增加力量，減少
腿部脂肪。強化足底肌肉、韌帶訓練，提高人體立足
平衡能力。

4. 七顛落震，可刺激全身骨骼和關節，並使全身
肌肉群得到有效放鬆，解除肌肉緊張與疲勞，達到放

鬆身心的目的。

中醫文化內涵

顛取字義顛簸，為上下跳動。東漢許慎《說文》中，顛為頂也。由此可見，顛足方可至頂。這裡有一個技術要求，就是人體骨骼諸如足踝、膝、髖、腰等關節部位，必須繃直，就像一根棍一樣，最大限度提踝，足趾用力抓地，百會虛領，身體自重力向下顛，放鬆肌肉群，意想丹田，使反作用力向上傳導至頂毛髮。消除百病。大家知道，人體有骨頭206塊，由639塊大大小小的肌肉包裹著，在顛足過程中，骨骼顛簸，勢必傳導肌肉群上下跳動，放鬆，從而也加強了氣血循環，通調五臟六腑，四肢百骸。

清朝李百川在《綠野仙蹤》中說：胎一成，則四肢百骸氣隨欲至。那麼「七」是一個什麼樣的數字概念呢？數位文化是中國文化的一個重要內容，具有獨特的文化理念。受五行思想影響，把一至九數字分成陰和陽，單數為陽，偶數為陰。數字七為單數，為陽數，是人們生命中所追求的陽壽，俗話說：人過七旬古來稀。孔子說「七十而從心所欲，不逾矩」。

那麼背後七顛百病消，視為顛地七下，就可以消除一百種病，而百病不生。「百」為虛數，旨為七顛可以解除很多疾病。

收 勢

一、導引調身動作

1. 接上式，兩腳併立，兩臂內旋，並向兩側抬起，與髖同高，掌心向後，目視前方（圖1）。

2. 兩臂同時屈肘，兩掌向前疊掌，置於丹田，男左手在內，女右手在內，目視前方（圖2）。

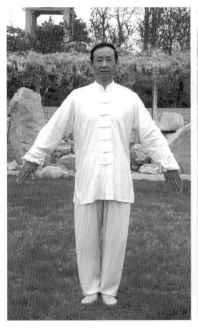
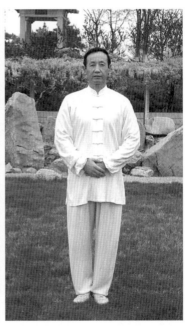

圖1　　　　　　　圖2

3. 兩臂自然垂落，兩掌略貼體側，目視前方（圖3）。

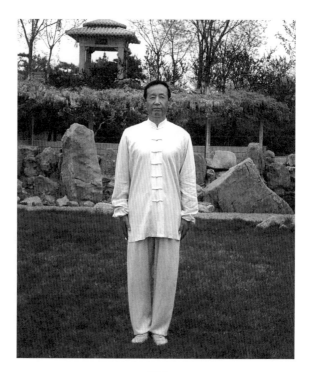

圖1

二、導引醫理作用

1. 調整氣息，氣沉丹田，意在歸元。

2. 全身放鬆，肢體靈活，心情愉悅。恢復功前安詳常態。

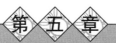

健身養生八段錦易錯及糾錯

八段錦起勢易錯動作

1. 八字腳（圖1）

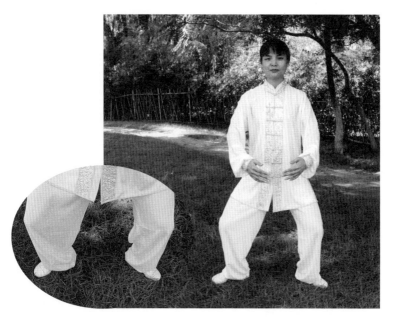

圖1

2. 跪腿（圖2）

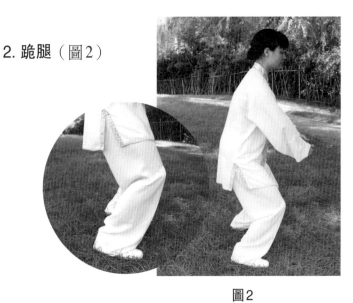

圖2

3. 身體前傾（圖3）

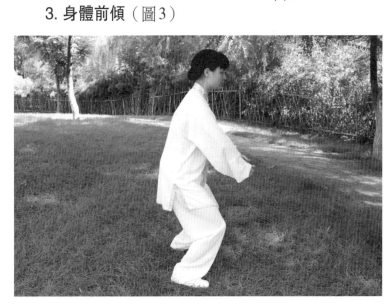

圖3

4. 五指不相對（圖4～圖7）

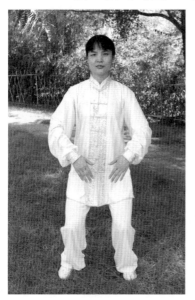 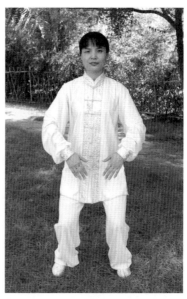

圖4 圖5

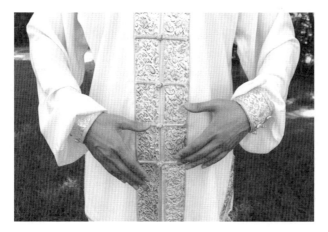

圖6

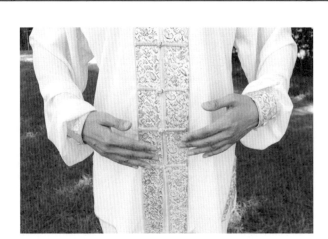

圖7

八段錦起勢規範動作（圖 8）

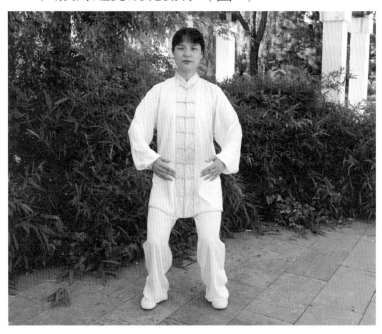

圖8

兩手托天理三焦易錯動作

托天時，雙手托天沒有充分托舉，出現曲肘（圖1，圖2）

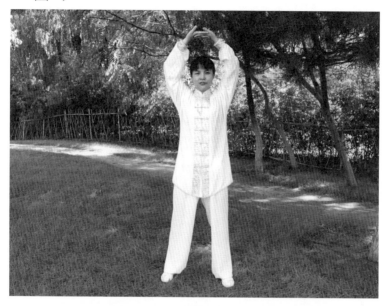

圖1

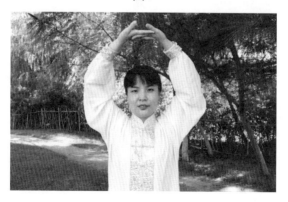

圖2

兩手托天理三焦規範動作（圖3）

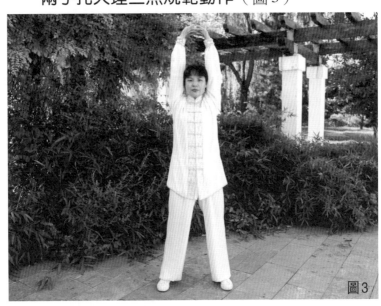

圖3

左右開弓似射雕易錯動作

1. 開弓時出現端肩（圖1）

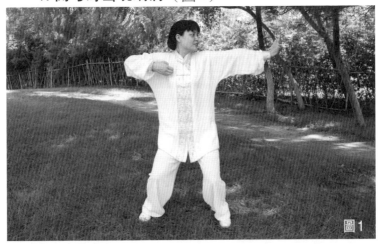

圖1

2. 開弓時，手臂高低不齊（圖2～圖5）

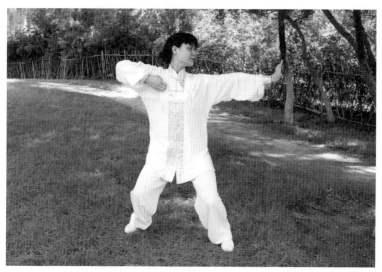

圖2

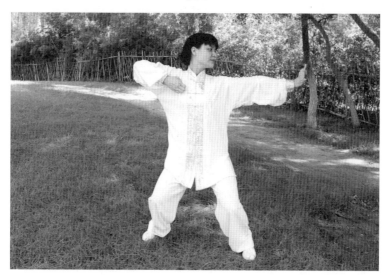

圖3

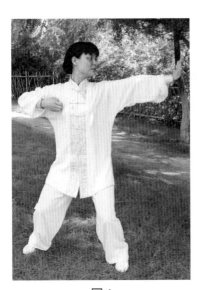 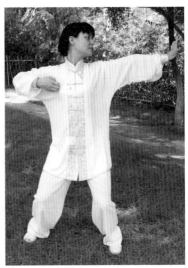

圖4　　　　　　　　　　圖5

3. 開弓時頸部後仰（圖6）

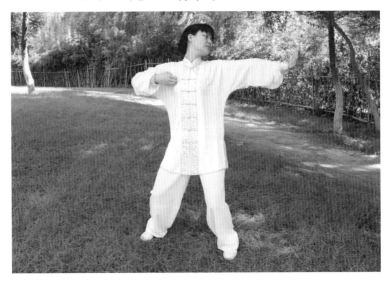

圖6

4. 八字腳（圖7，圖8）

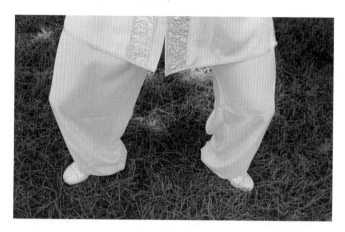

圖7

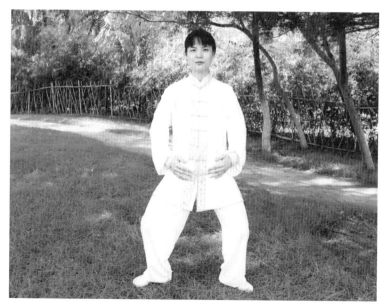

圖8

5. 身體前傾（圖9）

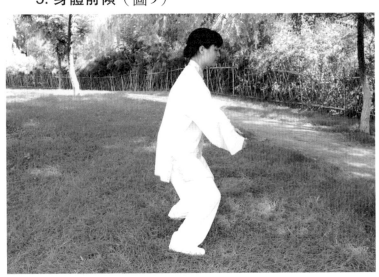

圖9

左右開弓似射雕規範動作（圖10）

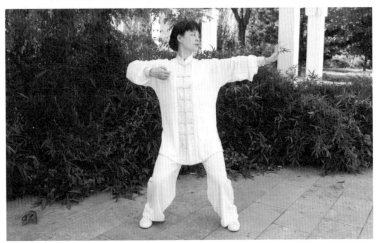

圖10

調理脾胃須單舉易錯動作

1. 上托不到位

（1）手不到位（圖1，圖2）

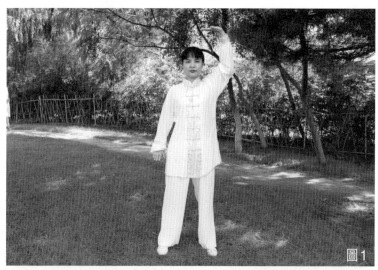

圖1

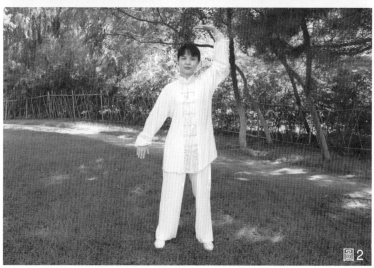

圖2

（2）肘不到位（圖3，圖4）

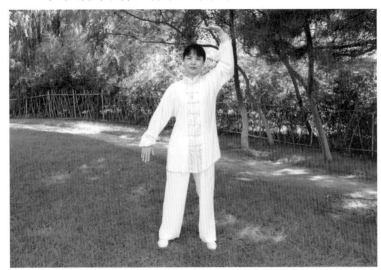

圖3

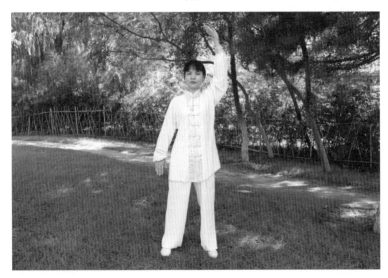

圖4

2. 手下按不到位（圖5，圖6）

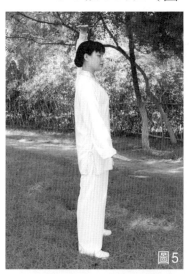
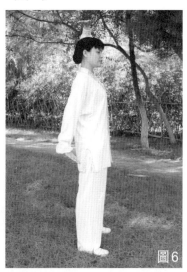

圖5

圖6

調理脾胃須單舉規範動作（圖7）

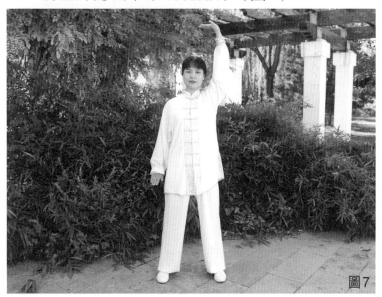

圖7

五勞七傷往後瞧易錯動作
手形旋轉不到位（圖1～圖4）

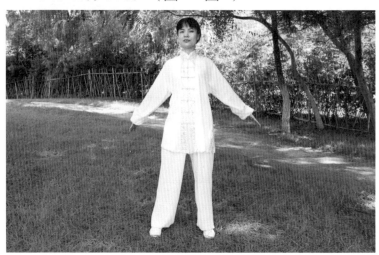

圖1

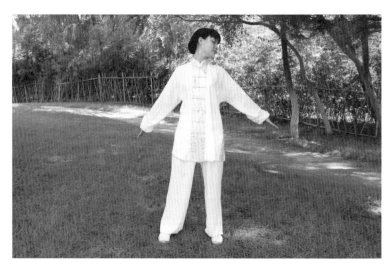

圖2

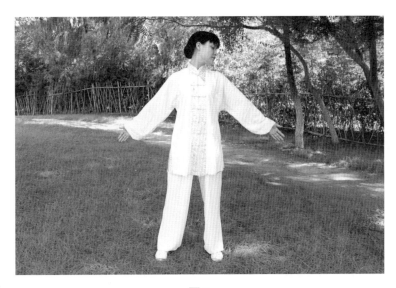

圖3

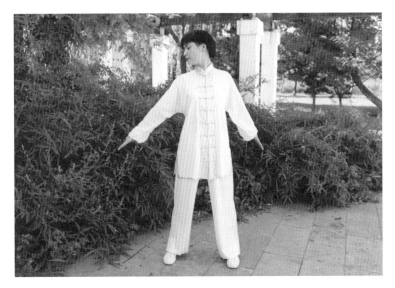

圖4

五勞七傷往後瞧規範動作（圖5）

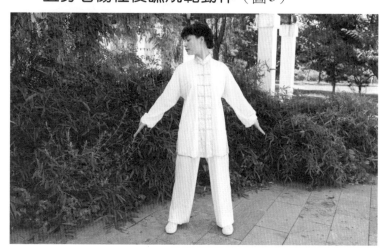

圖5

搖頭擺尾祛心火易錯動作

1. 單獨搖頭（圖1）

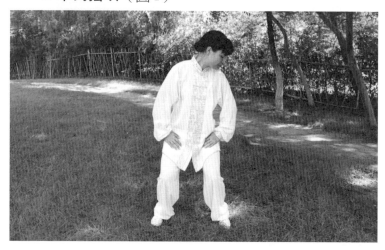

圖1

2. 單獨擺尾（圖2，圖3）

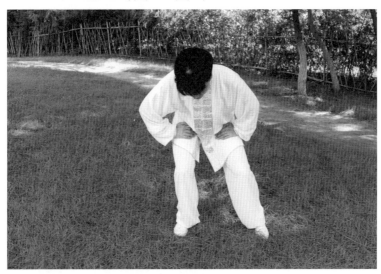

圖2

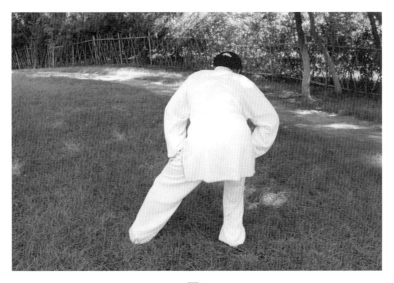

圖3

搖頭擺尾袪心火規範動作（圖4，圖5）

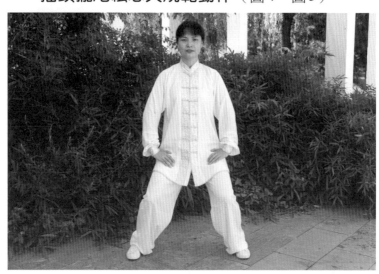

圖4

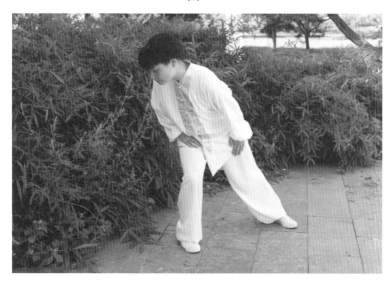

圖5

兩手攀足固腎腰易錯動作

1. 下腰時腿不直（圖1）

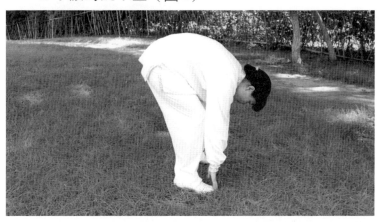

圖1

2. 雙手從腰部反穿（圖2）

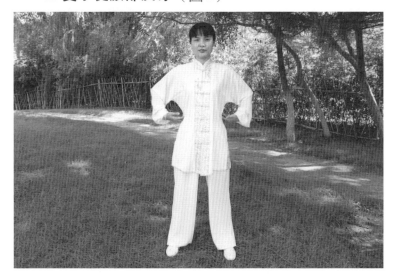

圖2

兩手攀足固腎腰規範動作（圖3，圖4）

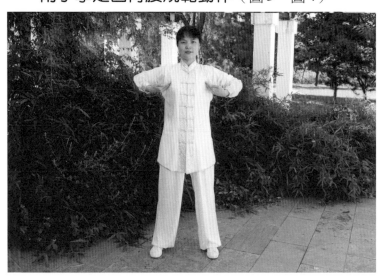

圖3

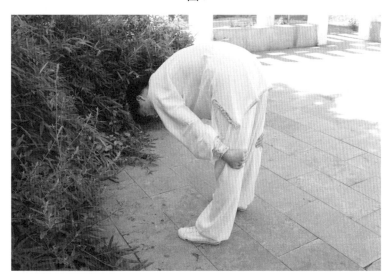

圖4

攢拳怒目增氣力易錯動作

椿功攢拳、擊拳身體前傾（圖1，圖2）

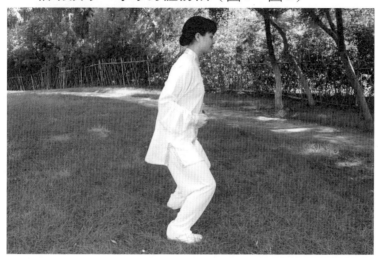

圖1

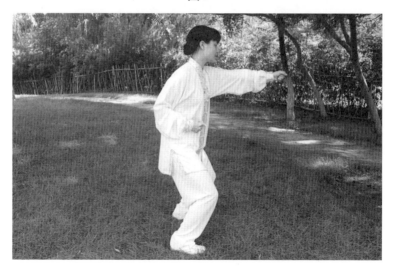

圖2

攢拳怒目增氣力規範動作（圖3～圖5）

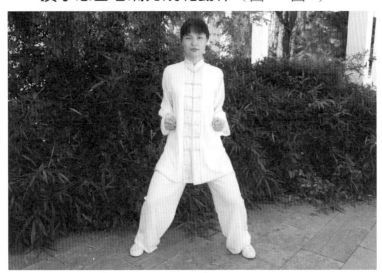

圖3

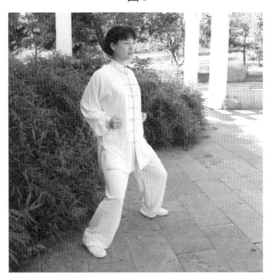

圖4

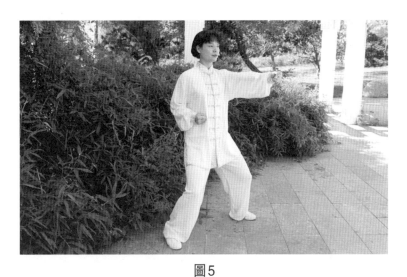

圖5

背後七顛百病消易錯動作

站姿腿不直（圖1）

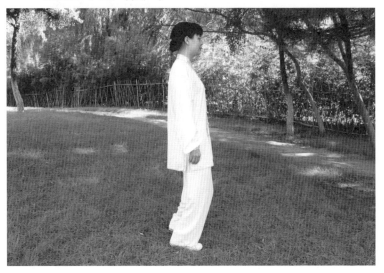

圖4

背後七顛百病消規範動作（圖2）

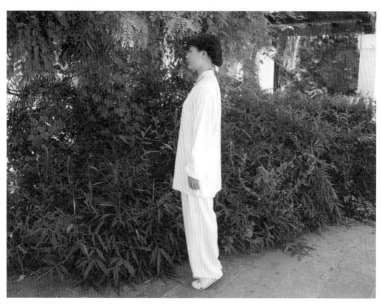

圖2

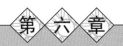

健身養生體操

一、搓 手

兩手立式合掌，用力快速摩擦發熱，並搓手背、手腕，直至雙手發熱為止（圖1，2）。

【原理】中醫認為，人手上有三條陽經、三條陰經，搓手可增加手部氣血微循環，善手發涼、發麻等症狀。

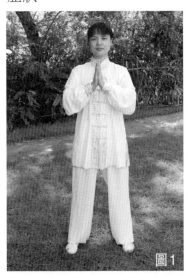

圖1

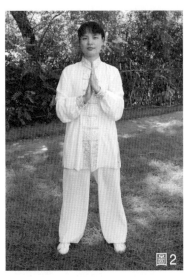

圖2

二、乾洗臉

乾洗臉也叫浴面，雙手貼面沿鼻兩側依次上搓，至前額後雙手分開，沿左右面頰向下，至下頜。重複16次（圖3～圖5）。

【原理】刺激面部諸穴位，加強面部血液微循環，有提神、美容的效果。對於因中風引起的面癱等症狀，有一定的改善。

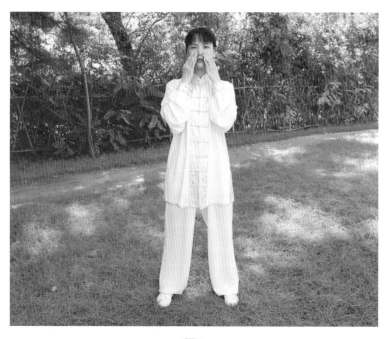

圖3

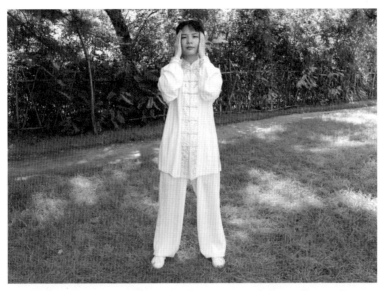

圖4

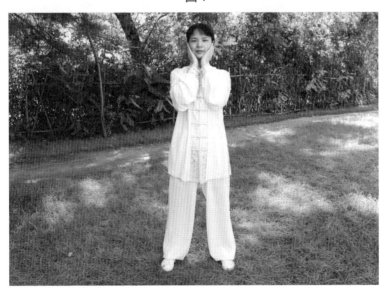

圖5

三、點揉迎香穴

雙手中指指腹點揉鼻孔兩側凹處36次（圖6）。

【原理】施行點揉迎香穴，刺激手太陰肺經，可調理鼻炎、鼻塞，是快速治療感冒的有效穴位之一，經常點揉可起到保健和康復作用。

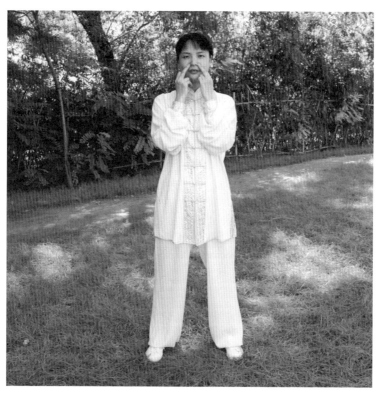

圖6

四、搓鼻根

用雙手中指指腹，從迎香穴起，沿鼻根上下快速摩擦發熱，搓36次（圖7）。

【原理】施行搓鼻根刺激手太陰肺經，達到祛風通竅、理氣止痛，預防感冒。

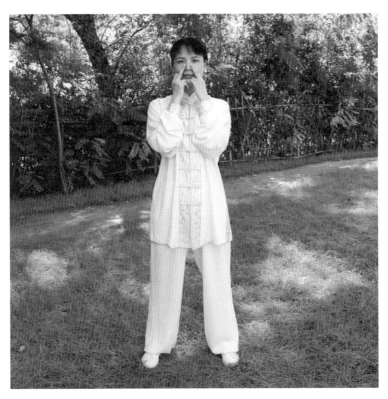

圖7

五、搓印堂穴

用雙手中指指腹，在兩眉宇之間印堂穴上快速摩擦，36次（圖8）。

【原理】印堂穴是督脈經穴之一，為人體上丹田，醒腦、健腦、明目、通鼻開竅。

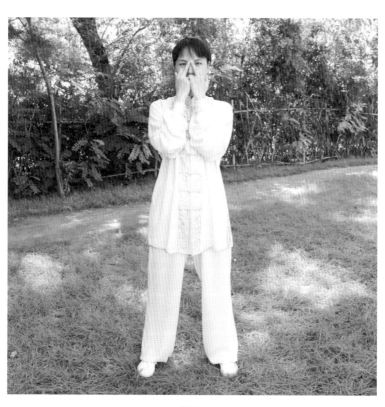

圖8

六、搓耳根

雙手中指和食指夾住耳根，快速上下摩擦，重複
36次（圖9，圖10）。

【原理】施行刺激耳根，使耳門、聽宮、聽會穴
位得到有效按摩，緩解耳鳴、聽力減退等症狀，也有
一定的預防感冒作用。

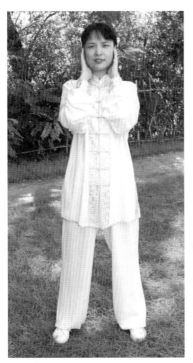

圖9

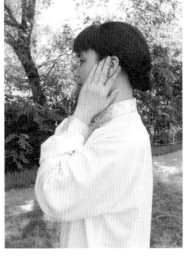

圖10

七、晃 腰

身體直立,保持中正,以腰為軸,左右晃動,力度可根據自身健康情況掌握,共 16 次(圖 11~圖13)。

【原理】施行晃腰,加強腰部肌肉力量鍛鍊,並有效調理脾胃。

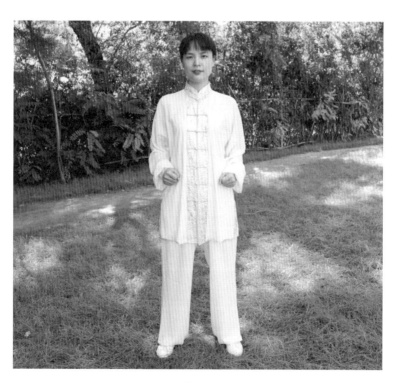

圖11

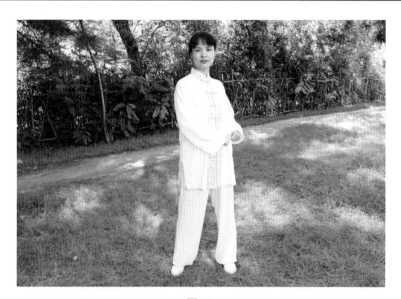

圖12

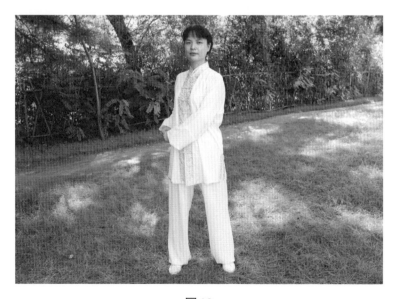

圖13

八、上肢擺臂

雙臂一上一下，同時向身後擺動，交替進行 16次。

【原理】活動上肢關節，提高靈活度，對肩周炎有保健和康復作用（圖 14，圖 15）。

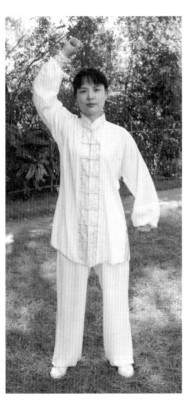

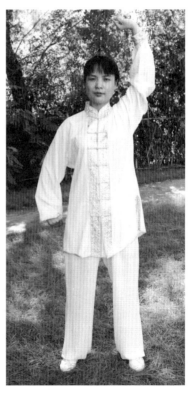

圖 14　　　　　　　　　圖 15

九、拍大椎穴

挺胸抬頭,用雙手前起後拍頸椎第7節大椎穴,共16次(圖16,圖17)。

【原理】加強頸椎血液氣血循環,暢通氣血,減輕頸椎病和肩周炎。

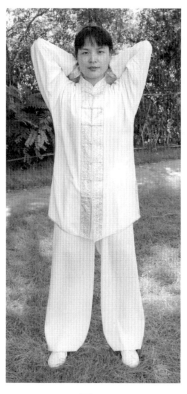

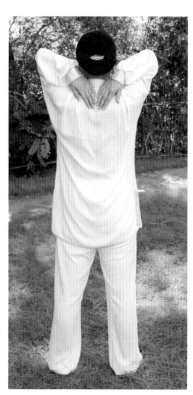

圖16   圖17

十、拍雲門中府

手握空心拳，先左後右分別擊打胸前雲門、中府兩穴位，共16次（圖18，圖19）。

【原理】疏通心肺經脈，舒展擴胸。

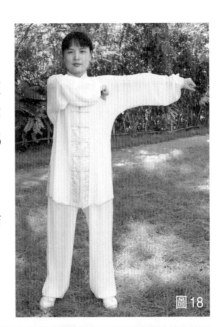

圖18

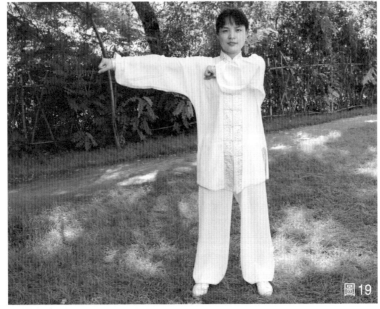

圖19

十一、拳擊肘窩

　　手握實拳擊打肘窩，先左後右，各擊打 16 次（圖 20，圖 21）。

　　【原理】施行擊打肘窩，有效刺激肺經、心經、心包經，促進氣血循環。

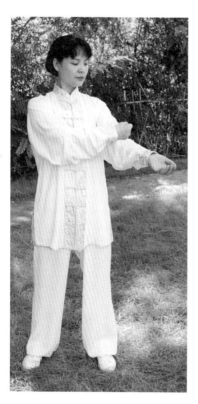
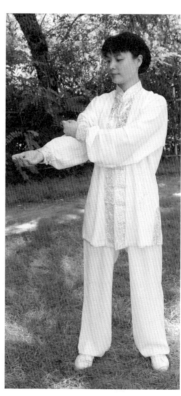

圖20　　　　　　　　圖21

十二、實拳擊打岡上肌

握緊拳頭，先左後右分別擊打肩部岡上肌，共擊打16次（圖22，圖23）。

【原理】使頸肩肌肉群放鬆，對緩解頸肩痛有保健和康複作用。

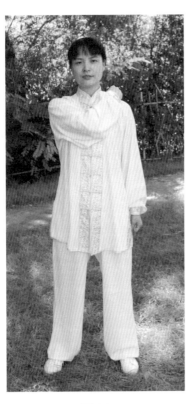 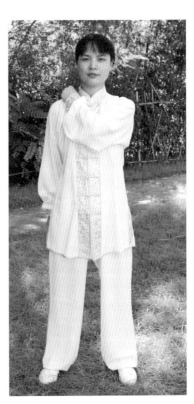

圖22　　　　　　　圖23

十三、敲打膻中穴

雙手平伸合掌，以肘關節為軸向內自然彎曲，微擊膻中穴16次（圖24，圖25）。

【原理】膻中穴是人體任脈重要穴位之一，透過敲打可有效增強任脈氣血循環，改善心前區痛、胸悶、咳喘等症狀。

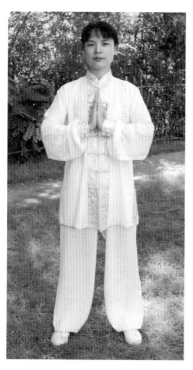

圖24

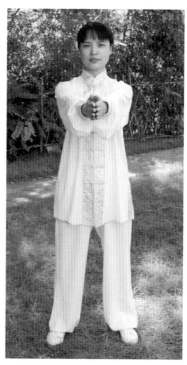

圖25

十四、華佗夾脊穴

雙臂前伸、攥拳，以肘關節為軸自然向內彎曲，拳心向內，以兩肩關節為軸夾肋向外側旋轉，拳心向外。同時，用力展肩擴胸，背肌隆起，夾脊16次（圖26～圖28）。

【原理】華佗夾脊穴位於背腰部，透過背肌夾脊，鬆緊結合，對胸、腰椎諸穴起到按摩作用，提升陽氣，促進督脈氣血循環。

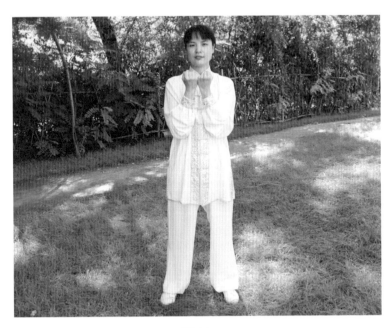

圖26

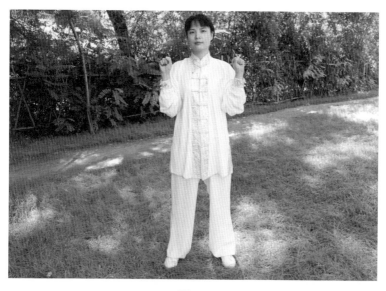

圖27

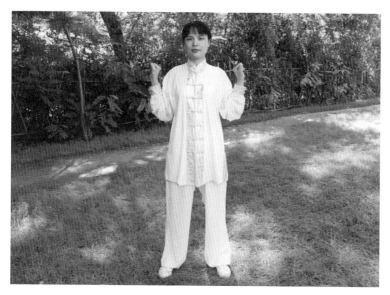

圖28

十五、上肢側腰

雙手腹前五指插掌，掌心向上，上托胸前翻掌，向上充分托舉，先左後右側腰，各16次（圖29～圖31）。

【原理】 施行左右側腰， 牽拉側肋側肌，調理膽經，疏肝理氣。

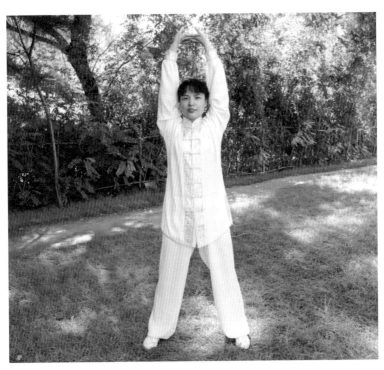

圖29

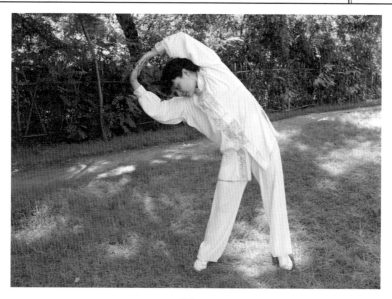

圖30

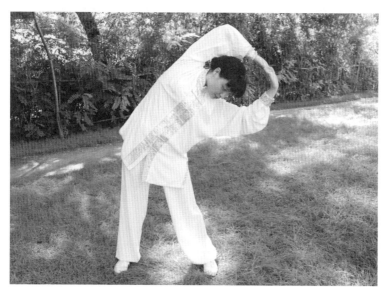

圖31

十六、拳擊環跳穴

雙手握拳側起，至45°高，快速下落，拳擊體側髖關節，共16次（圖32～圖34）。

【原理】旨在刺激活血，滑利關節，鍛鍊髖肌，促進深層髖肌群血液循環，提高髖肌韌性，防止髖肌群和筋膜粘連，對中老年人髖關節及腰下肢痛有保健和康復作用。

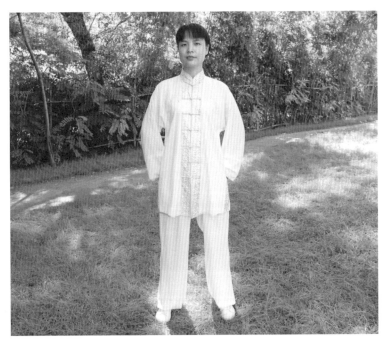

圖32

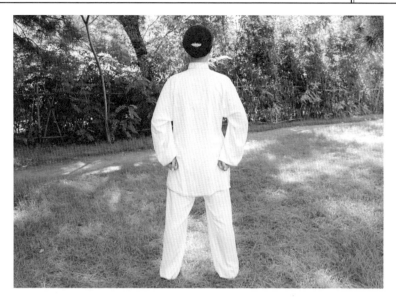

圖33

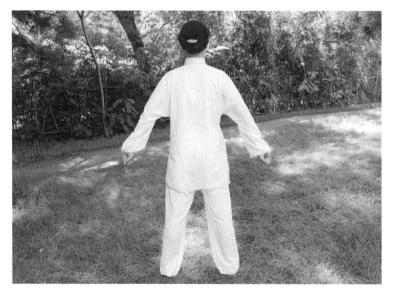

圖34

十七、拳擊八穴

雙拳背至後臀，施行背擊八髎，依次下行並循環，共16次（圖35）。

【原理】有效調節人體氣血總開關，達到氣血暢通，干預、改善和調理男、女科疾患。

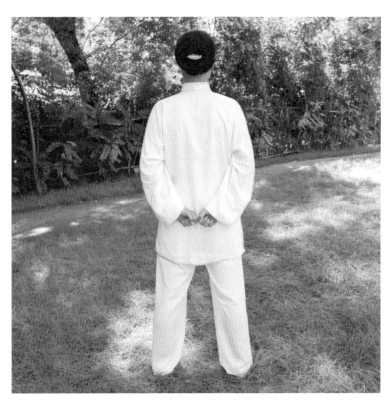

圖35

十八、弓步練習

保持身體正前方姿勢,使左右腿先後進行弓步練習,各16次(圖36~圖40)。

【原理】下肢膝關節弓步練習,是任何活動的基本功,透過刺激下肢經絡,促進氣血循環,加強膝關節的靈活性。值得注意的是,為了避免膝關節受損,前弓之後保持膝關節與腳尖上下對齊,過與不及都可能會損傷膝關節。

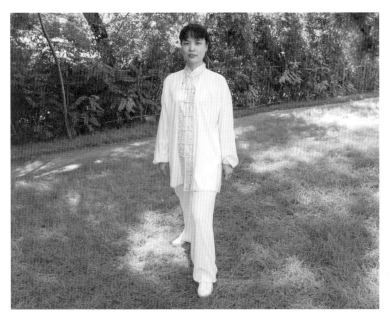

圖36

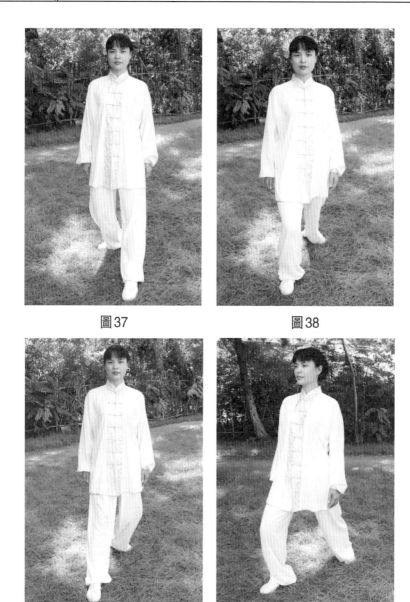

圖37

圖38

圖39

圖40

十九、下肢練習

腿後彎曲，先左後右交叉踢自己的臀部，共16次（圖41～圖43）。

【原理】人老腿先老，鍛鍊下肢靈活度，有效提升膝關節和踝關節功能。

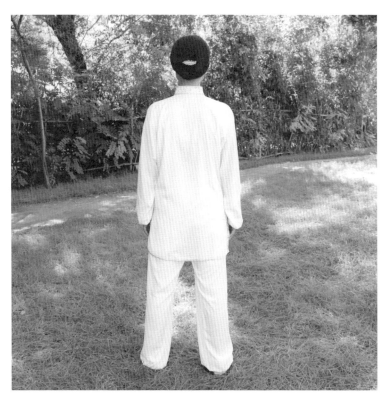

圖41

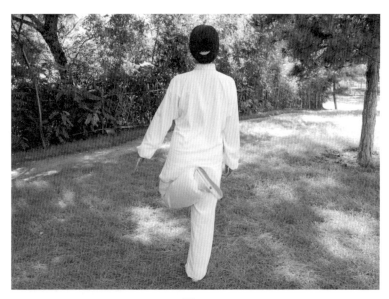

圖42

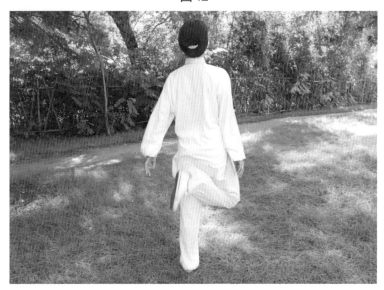

圖43

二十、下蹲練習

雙腳與肩同寬，雙臂快速前擺起與肩同高，同步下蹲至半蹲狀態，一起一蹲，共 16 次（圖 44～圖 46）。

【原理】此練習是功法中的基本功，能加強大腿肌肉力量和耐力，同時也消耗腿部脂肪，秀麗大腿。

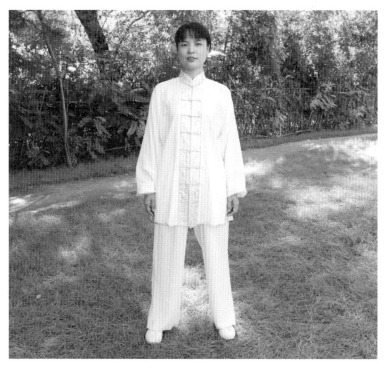

圖44

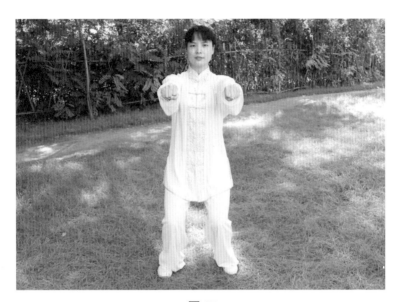

圖45

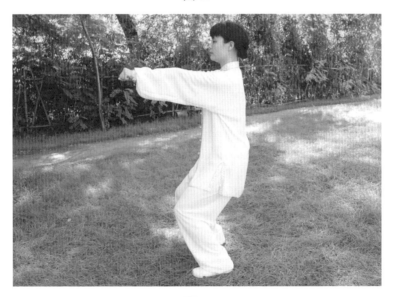

圖46

二十一、金雞獨立

身體直立,雙腳併立。雙臂側起與肩同高,右腳離地,放在左腿膝關節內側,左腿屈膝至半蹲再直立。換腿重複上述動作,各16次。

單腿站立時應用腳五趾用力抓地,同時目視前方,保持身體平衡(圖47～圖52)。

【原理】能強化大腦中樞神經控制平衡的能力,同時,也是功法基本功。

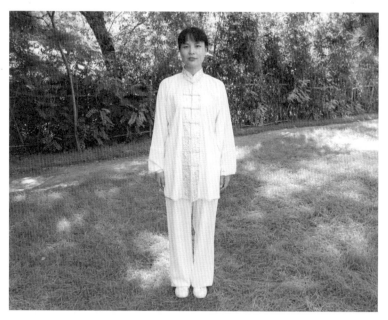

圖47

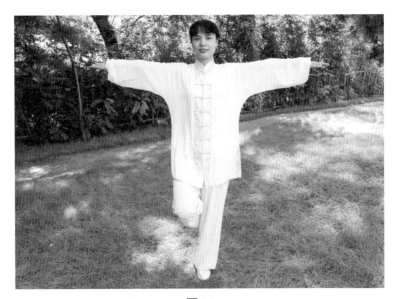

圖48

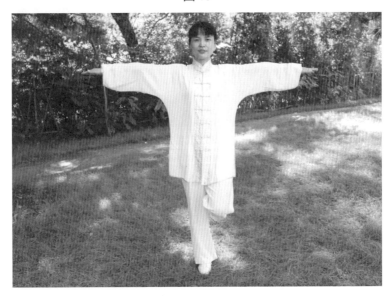

圖49

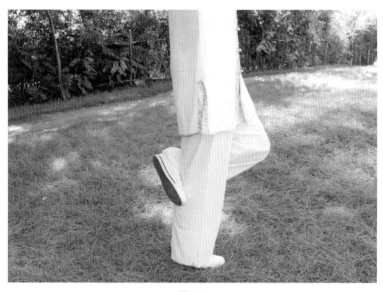

圖50

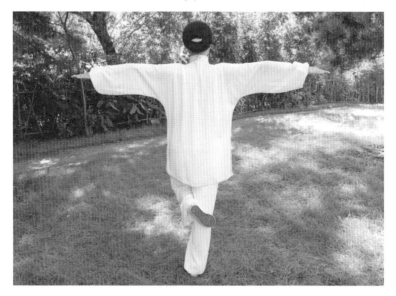

圖51

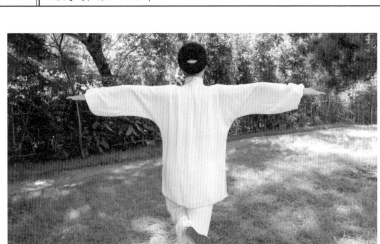

圖52

二十二、顛腳跟

身體直立，雙腳併立。

輕輕抬起腳後跟，前腳掌抓地保持身體平衡，然後落地，落地力量大小自己把握，共16次（圖53，圖54）。

【原理】顛腳跟能強化身體骨骼，放鬆背部肌肉群，加強氣血循環，提振陽氣，達到「背後七顛百病消」的目的。

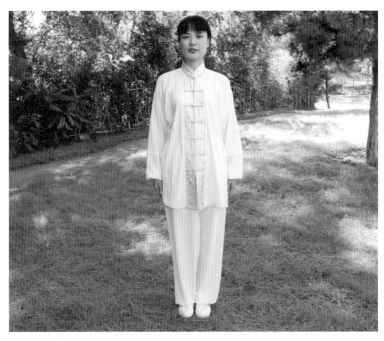

圖53

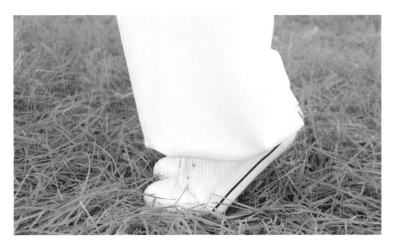

圖54

二十三、三聲「嘿」

重複顛腳跟動作，在雙腳落地同時，用丹田氣，用爆發力大喊一聲「嘿！」。重複3次。喊聲一定要洪亮、鏗鏘有力，不能拉長音。

【原理】能提振精神，放鬆心情，改善肺部功能。

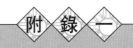

常用術語、辭彙

1. **導引按蹻**：是《黃帝內經》記載五種看病方法之一，以肢體運動配合呼吸吐納或自我按摩進行鍛鍊，是古人用於調理身體，疏通經絡的常用方法之一。

2. **百會虛領**：百會為陽脈之海，是陽氣聚集的地方，頭頂虛領，周身中正，誘導陽氣上升，營養大腦。

3. **沉肩虛腋**：練功調身的基本功之一，兩肩胛骨放鬆下垂，腋窩虛撐，增加頸、肩、臂氣血運行。

4. **脊柱**：為人體的中軸骨骼，是身體的支柱，有負重、減震、保護和運動等功能。脊柱由頸椎7塊、胸椎12塊、腰椎5塊、骶骨1塊、尾骨1塊構成，共計26塊。

5. **開步**：是站樁中的一種站姿，左開步與肩同寬，保持兩膝微屈，增加氣血循環。

6. **站樁**：也叫抱樁，源於古人導引術中的基本功。保持一定的站立姿勢，虛實有度，鬆靜結合，藉助呼吸吐納，調理氣血。

7. **抱球**：是站樁調理身體的一種方法，在自然狀態下可站可屈，雙手自然環抱於腹前，鬆腰、鬆胯、收腰、斂臀，保持身體中正。

8. **八字掌**：氣功基本手形之一。大拇指與食指豎直分開呈八字狀，中指、無名指、小拇指一、二指節彎曲，掌與腕部垂直。

9. **端肩**：指端架子，肩關節及肌肉群過緊而上提，是練功大忌。

10. **弓腰**：指腰背前傾、腰椎後凸、脊柱彎曲，是練功中常出現的一種錯誤動作。

11. **塌腰**：尾閭上翹，凸顯腰部生理曲線S彎。

12. **跪腿**：指馬步時兩膝蓋過腳尖，這樣兩膝負重，久而久之容易損傷膝關節。

13. **黃帝**：中華民族的始祖皇帝，帶領炎黃子孫走向文明發展，被後人奉為人文始祖。

14. **岐伯**：中華遠古黃帝時期著名醫學家，黃帝太醫，向黃帝傳習醫藥師長，被後人稱為中華醫學鼻祖。

15. **黃帝內經**：中華民族醫學聖典，是中華民族大智慧的結晶，其核心為陰陽思想。

16. **陰陽**：是事物對立統一的兩個方面。積極、向上、向外、運動、明亮等屬性為陽。反之，消極、向下、向內、靜止、晦暗等屬性為陰。

17. **陰陽互根**：互根即互相依存，陰陽雙方均以對方的存在而存在。

18. **陽中之陽**：指陽的事物中又分屬陽的一個方面。如，白晝屬陽性，上午太陽有漸升的過程，具有陽的特性。

19. **陽中之陰**：指陽的事物中又分屬陰的一個方面。如，白晝屬陽性，下午太陽有漸落的過程，具有陰的特性。

20. **陰中有陽**：指陰的事物中又分屬陽的一個方面。如，夜晚屬陰性，前半夜陰性漸升，陽性尚有溫餘。

21. **陰中有陰**：指陰的事物中又分屬陰的一個方面。如，夜晚屬陰性，後半夜陰性漸消，陽性萌動的存在。

22. **精**：人體生命的基礎，內經云「精者，身之本也」。

23. **血**：維持人體生命的重要營養物質。

24. **津液**：人體內正常水液的總稱，其清為津，其濁為液。

25. **神**：人體生命之魂魄，內經云：「失神者死，

得神者生。」

26. **氣**：構成宇宙的基本元素，也是人體生命活動的根本和動力。

27. **元氣**：是人體生命中的元氣真氣。由先天之精化生而來，又需後天水穀精微的滋養和補充。

28. **衛氣**：是人體生命中由水穀之氣化生而來，內溫養臟腑，外滋潤皮毛，有保衛肌表、抵禦外邪之屬性。

29. **營氣**：是人體生命中的脾胃運化水穀精微所生，營養全身，化生血液。

30. **宗氣**：是人體生命中的肺吸入清氣與脾胃運化的水穀之氣結合而成，上聚於胸，主全身之氣。

31. **五行**：指木、火、土、金、水五種構成世界的基本物質，及運動變化的相互聯繫。

32. **五行學說**：是以木、火、土、金、水五種物質的基本特性作為分類依據，並以五行之間的相生相剋規律，認識世界、解釋世界和探索自然規律的一種自然觀和方法論。

33. **相生**：互相滋生和助長。

34. **相剋**：互相制約和克服。

35. **四時**：指春、夏、秋、冬四個時節。

36. **天**：伏羲一畫天地開，形成大地以上仰視的高空。

37. **地**：伏羲一畫天地開，形成天以下俯視的大地，為太陽系八大行星之一，適宜人類居住的星球。

38. **乾**：伏羲八卦之一，有天的屬性，為陽。

39. **坤**：伏羲八卦之一，有地的屬性，為陰。

40. **人**：天地間萬物之生靈，能製造工具並使用工具進行勞動創造的高等動物。

41. **天人合一**：指天地人融合為一體。

42. **十二經脈**：指十二正經，是指人體氣血運行的主要通道和經脈的主要組成部分。

43. **經**：有路徑的意思，網狀縱向運行幹線。

44. **絡**：有路徑分支的意思，網狀橫向運行分線。

45. **經絡**：是人體組織結構的重要組成部分，有經脈和絡脈兩部分，是聯絡臟腑組織和運行氣血的獨特系統。

46. **正經**：通常指人體經脈中常用十二條經脈，與臟腑直接相通。

47. **奇經**：通常指人體經脈中奇異八條經脈，不與臟腑直接相通，而另有別道奇行。

48. **五臟**：人體以肝、心、脾、肺、腎為藏，與臟相同，為裡為陰，主藏精氣，與六腑為表裡關係，有人體五行之說。

49. **六腑**：人體膽、小腸、胃、大腸、膀胱、三焦為腑為表為陽，司消化吸收排泄，與五臟為表裡關

係。

50. **藏象學**：研究人體各個臟腑的生理功能、病理變化及其相互關係的學說。

51. **整體觀**：是中醫藏相學說的基本思想。

52. **內臟**：指人體五臟器官，即肝、心、脾、肺、腎，屬陰性，以藏精為主。

53. **內經**：指《黃帝內經》，由《素問》和《靈樞》兩大部分組成。

54. **天癸**：是促進人體發育，維持男女生殖功能的物質。

55. **腎陽**：是人體宇宙中的太陽，它決定了人的生命。

56. **天年**：天賦的年壽。

57. **眞人**：與道同生的人為真人，是聖賢養生之最高水準的人。

58. **至人**：通達於道的人為至人，是聖賢養生長壽之人。

59. **聖人**：順從於道的人為聖人，是聖賢養生長壽之人。

60. **賢人**：符合於道的人為賢人，是聖賢養生長壽之人。

61. **聖賢**：《內經》把養生長壽之人分為四等，是真人、至人、聖人、賢人的總稱。

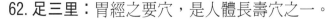

62. **足三里**：胃經之要穴，是人體長壽穴之一。

63. **湧泉穴**：腎經之要穴，是人體長壽穴之一。

64. **過**：超過的意思。如有過之而無不及。

65. **不及**：有不到位的意思。如有過之而無不及。

66. **消長**：就是增加或減少，指人體的陰陽是隨著自然界陰陽的運動而變化，或增或減。

67. **太極圖**：由陰魚和陽魚相抱而成，陰中有陽，陽中有陰，寓為一個事物不可分割的兩個部分。

68. **平衡**：指相對的，是一個事物在發展過程中，彼此消長的相對平衡點。

69. **互根**：指陰陽既對立又統一，相互依存，相互促進，陰極則陽，陽極則陰。

70. **陽氣**：性情主動，像太陽光照萬物，供給人體生命活動所需的能量物質。

71. **陰氣**：性情主靜，像月亮守藏於內，供給人體生命活動所需的營養物質。

72. **養陽**：就是養生命之陽，與養陰互補，一般在春、夏養陽。

73. **養陰**：就是養生命之陰，與養陽互補，一般在秋、冬養陰。有養陰先藏陽之說。

74. **天有三寶**：指日、月、星。

75. **地有三寶**：指水、風、火。

76. **人有三寶**：指精、氣、神。

77. **藏象**：藏在內的臟器，象為外在的表像，就是包括各個內臟實體及其生理活動和病理變化表現於外的各種徵象。

78. **藏陽**：就是陽氣收斂，一般在秋、冬養陰之時，運動不宜過之而藏陽。

79. **收斂**：就是陽氣內收而藏之，一般在秋、冬養陰之時，陽氣漸收內藏。

80. **氣滯**：氣在身體運行中，遇阻而不前。

81. **血瘀**：氣為血之帥，氣遇阻而血不運，造成瘀聚。

82. **補氣**：動生陽，陽升氣，有動為補之說。

83. **養血**：動生陽，陽升氣，氣能生血。

84. **升發**：是肝臟主要特性之一，肝屬木，通於春，春天萬物孕育升發。

85. **健康**：不僅僅是人體生理上的健康，更重要的是心理上的健康以及對社會的適應能力。

86. **三焦**：為六腑之一，分為上焦、中焦、下焦。

87. **上焦**：指人體臟腑心和肺。

88. **中焦**：指人體臟腑脾、胃、肝和膽。

89. **下焦**：指人體臟腑腎、膀胱、小腸和大腸。

90. **補**：動生陽為補也。

91. **泄**：液體和氣體排出、洩洪、洩氣。

92. **瀉**：液體流出、排泄、瀉肚。

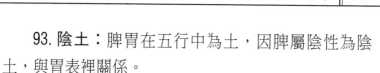

93. **陰土**：脾胃在五行中為土，因脾屬陰性為陰土，與胃表裡關係。

94. **陽土**：脾胃在五行中為土，因胃屬陽性為陽土，與脾表裡關係。

95. **運化**：脾主運化，氣清為升，胃主受納，以降為和，脾胃化水穀之轉運消化。

96. **先天之本**：指人體腎精，為先天父母所賜，是人體生命活動的原初物質及動力所在。

97. **後天之本**：指人體五臟脾胃，參與消化吸收，化水穀精微物質，以滋營養全身。

98. **肺經**：十二經之一，全稱為手太陰肺經，主要分佈在上肢內側前緣，有穴位 11 個，左右共計 22 個。

99. **大腸經**：十二經之一，全稱為手陽明大腸經，主要分佈在上肢外側前緣，有穴位 20 個，左右共計 40 個。

100. **胃經**：十二經之一，全稱為足陽明胃經，主要分佈在面、頸、胸腹前及下肢外側前面，有穴位 45 個，左右共計 90 個。

101. **脾經**：十二經之一，全稱為足太陰脾經，主要分佈在胸腹和下肢內側前緣，有穴位 21 個，左右共計 42 個。

102. **心經**：十二經之一，全稱為手少陰心經，主

要分佈在上肢內側後緣，有穴位9個，左右共計18個。

103. **小腸經**：十二經之一，全稱為手太陽小腸經，主要分佈在上肢外側後緣，有穴位19個，左右共計38個。

104. **膀胱經**：十二經之一，全稱為足太陽膀胱經，主要分佈在腰背部及下肢外側後緣，有穴位67個，左右共計134個。

105. **腎經**：十二經之一，全稱為足少陰腎經，主要分佈在下肢內側後緣及胸腹部，有穴位27個，左右共計54個。

106. **心包經**：十二經之一，全稱為手厥陰心包經，主要分佈在上肢內側中線，有穴位9個，左右共計18個。

107. **三焦經**：十二經之一，全稱為手少陽三焦經，主要分佈在上肢外側中線，有穴位23個，左右共計46個。

108. **膽經**：十二經之一，全稱為足少陽膽經，主要分佈在下肢外側中線、側胸腹及側頭面，有穴位44個，左右共計88個。

109. **肝經**：十二經之一，全稱為足厥陰肝經，主要分佈在下肢內側中線及側胸腹，有穴位14個，左右共計28個。

110. **穴位**：人體可進行灸的部位，多為經絡中神經敏感處，人體穴位共計309個。

111. **奇經八脈**：指別道奇行的經脈，包括督脈、任脈、衝脈、帶脈、陰維脈、陽維脈、陰脈、陽脈共8條。

112. **十四經**：十二經與奇經八脈中任脈和督脈的合稱，為常用經脈。

113. **督脈**：總督人體一身陽經的作用，有陽脈之海之稱。

114. **任脈**：總任人體一身陰經的作用，由陰脈之海之稱。

115. **丹田**：一般指下丹田，即氣海穴。

116. **上丹田**：為印堂穴，《內經圖》指泥丸宮。

117. **中丹田**：為膻中穴，《內經圖》指心田。

118. **下丹田**：為氣海穴，《內經圖》指八卦之位。

119. **養生**：就是修養生命之陽。

120. **治未病**：中醫有不治已病治未病之說，即治療尚未發生的潛在病。

121. **四季**：指春、夏、秋、冬季節，也叫四時。

122. **五季**：在四季春、夏、秋、冬季的基礎上，將夏季又分出一個長夏，即春、夏、長夏、秋、冬季，以符合五行思想。

123. **五味**：指酸、苦、甘、辛、鹹，關乎五臟。

124. **五色**：赤、白、青、黃、黑五種氣色是人體五臟六腑的餘光顯現。

125. **五志**：喜、怒、悲、憂、恐等情態反應，是人們在認知客觀事物過程中的自然情感流露。

126. **小周天**：指氣發丹田，使任督兩脈相通，氣血循環，維持人體陰陽平衡。

127. **大周天**：指十二經脈完成一次大循環，氣血循環，維持人體陰陽平衡。

128. **六氣**：大自然中風、寒、暑、濕、燥、火六種氣候的變化。

129. **六淫**：指風、寒、暑、濕、燥、火之過，對人體造成外感病邪，又稱六邪。

130. **內經圖**：依照人體經絡穴位繪製而成，為歷代學者潛心研究物件。

131. **表裡**：是中醫辨別病位內外深淺的一對綱領，為相對概念，軀殼為表，臟腑為裡，經絡為表，臟腑為裡。

132. **肌肉**：是人體組織之一，大小肌肉共計639塊。

133. **骨**：骨頭、骨骼、骨架，人體組織之一，係支撐身體裡面的堅硬組織，大小骨頭206塊。

134. **氣功**：是古導引術，基於中華傳統文化的人

體生命整體觀，施行調心、調息、調身的鍛鍊，改變自身的健康狀況，開發人體潛能，使身心臻於高度和諧的技能。

135. **健身氣功**：是以自身形體活動、呼吸吐納、心理調節相結合為主要運動形式的民族傳統體育項目，是中華悠久文化的組成部分。

136. **社會氣功**：指社會上眾多人員參與的健身氣功和氣功醫療活動。

137. **醫療氣功**：運用氣功方法治療疾病並構成醫療行為。

138. **三調**：指調心、調身、調息。

139. **調身**：指練功者的身體和肢體運動的調控，符合導引動作需求。

140. **調息**：指主動、自覺地調整和控制呼吸的次數和深度，並與導引動作匹配吻合。

141. **調心**：指練功時對自我精神意識和思維活動進行調整和運用，以達到練功的要求和目的。

142. **儒家氣功**：以儒家思想為指導，習練呼吸導引，強身健體，追求健康長壽。

143. **道家氣功**：以道家思想為指導，習練呼吸導引，性命雙修，追求長生不老。

144. **釋家氣功**：以釋家思想為指導，習練呼吸導引，定慧雙修，追求來生。

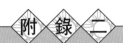

附 錄 二

人體經絡圖

一、十二經脈循環流注圖

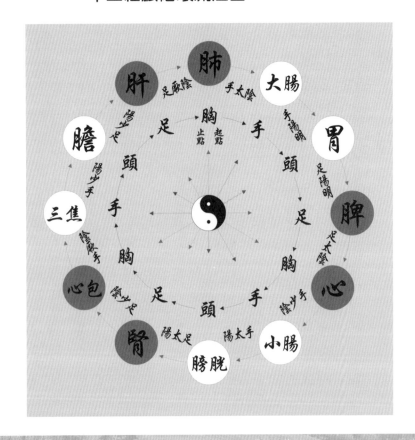

十二經脈循環規律

在習練健身養生氣功中，如果熟知人體十二經脈和走向規律，意念氣走相應經脈，會收到事半功倍的練功效果。

人體有十二經脈，是經絡系統的主體。手上有六條經脈即三陰三陽，接合點在手五指端；足上有六條經脈即三陰三陽，接合點在足五趾端。手上三條陽經和足上三條陽經接合點在面部；手上三條陰經和足上三條陰經接合點在胸部。

這六條陰經和六條陽經，具有表裡經脈相合、與相應臟腑絡屬的主要特徵。其經脈循環走向規律是：胸、手、頭、足。即手三陰經從胸沿手臂內側走向手；手三陽經從手沿外側走向頭；足三陽經從頭沿後背走向足；足三陰經從足沿內側走向胸。十二經脈循環流注順序是：

①手太陰肺經；②手陽明大腸經；③足陽明胃經；④足太陰脾經；⑤手少陰心經；⑥手太陽小腸經；⑦足太陽膀胱經；⑧足少陰腎經；⑨手厥陰心包經；⑩手少陽三焦經；⑪足少陽膽經；⑫足厥陰肝經。進而完成一個大周天循環。

二、十二經絡圖

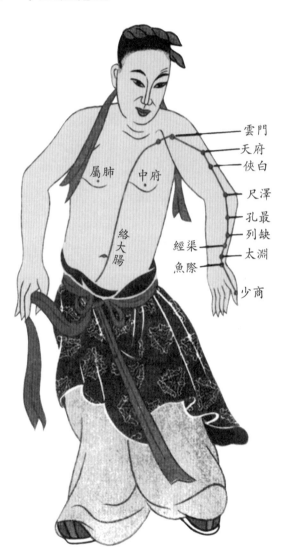

雲門
天府
俠白
尺澤
孔最
列缺
太淵
經渠
魚際
少商

屬肺
中府
絡大腸

手太陰肺經

●原文

肺手太陰之脈，起於中焦，下絡大腸，還循胃口，上膈屬肺，從肺系橫出腋下，下循臑內，行少陰、心主之前，下肘中，循臂內上骨下廉，入寸口，上魚，循魚際，出大指之端；其支者，從腕後直出次指內廉，出其端（《靈樞·經脈》）。

●經脈循行

經脈體表循行於上胸外側，行於上肢內面橈側，到達拇指橈側末端。計11穴，左右共計22穴。

起於中焦，向下聯絡大腸，再上行穿過橫膈膜，入屬於肺臟，從「肺系」（肺與喉嚨相聯繫的脈絡）橫行腋下，沿上臂內側行於手少陰經和手厥陰經的之前，下行到肘窩中，沿著前臂掌面橈側入寸口（橈動脈搏動處），過魚際，沿著魚際的邊緣，出拇指橈側端。

腕後支脈：從列缺穴處分出，一直走向食指橈側端，與手陽明大腸經相接。

●主治

1. 呼吸系統的疾病，如急慢性支氣管炎、咳嗽、胸痛、氣喘、咯血等。

2. 五官疾病，如咽炎、鼻淵、鼻出血等。

3. 經脈所過部位的疾病，如掌心熱，上肢前外側緣疼痛等。

●手太陰肺經經穴歌訣

手太陰肺十一穴，中府雲門天府訣，

俠白尺澤孔最存，列缺經渠太淵涉，

魚際少商如韭葉，左右二十二孔穴。

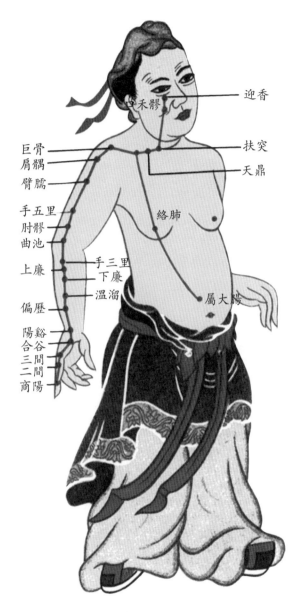

迎香

口禾髎

扶突

天鼎

巨骨

肩髃

臂臑

絡肺

手五里

肘髎

曲池

手三里

上廉

下廉

溫溜

屬大腸

偏歷

陽谿

合谷

三間

二間

商陽

手陽明大腸經

●原文

大腸手陽明之脈，起於大指次指之端，循指上廉，出合谷兩骨之間，上入兩筋之中，循臂上廉，入肘外廉，上臑外前廉，上肩，出髃骨之前廉，上出於柱骨之會上，下入缺盆，絡肺，下膈，屬大腸；其支者，從缺盆上頸，貫頰，入下齒中，還出挾口，交人中，左之右，右之左，上挾鼻孔（《靈樞·經脈》）。

●經脈循行

經脈體表循行起於食指橈側端末端，行於上肢外面橈側，經肩前、頸部、下齒到達鼻旁。從手走向頭，計20穴，左右共計40穴。

起於食指橈側端（商陽），沿食指橈側，通過第1、第2掌骨之間，向上進入拇長伸肌腱與拇短伸肌腱之間的凹陷中，沿前臂背面橈側緣，至上肘外側，再沿上臂外側上行至肩端（肩髃），沿肩峰前緣，向上會於督脈大椎穴，然後進入缺盆，聯絡肺臟，通過橫膈，屬於大腸。

●主治

1. 上呼吸道感染，如感冒發燒、咳嗽、頭痛等。
2. 頭面五官疾病，如面部痙攣、面癱、三叉神經

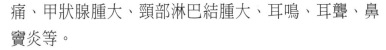

痛、甲狀腺腫大、頸部淋巴結腫大、耳鳴、耳聾、鼻竇炎等。

3. 過敏性皮膚病，如皮膚瘙癢、蕁麻疹等。

4. 經脈所過部位的疾病，如手指手背腫痛、肘及肩疼痛等。

●手陽明大腸經經穴歌訣

手陽明穴起商陽，二間三間合谷藏，

陽谿偏歷溫溜長，下廉上廉手三里，

曲池肘髎五里近，臂臑肩髃巨骨當，

天鼎扶突禾髎接，鼻旁五分號迎香。

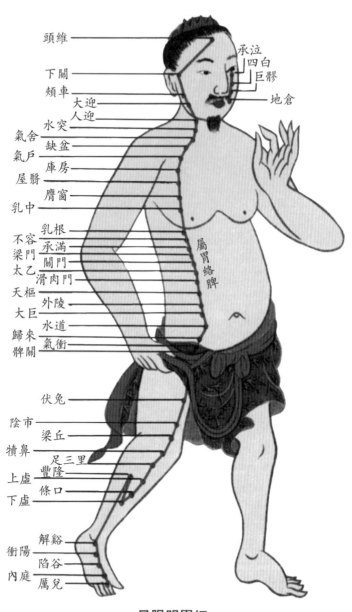

頭維
下關
頰車
大迎
人迎
水突
氣舍
氣戶
缺盆
屋翳
庫房
膺窗
乳中
乳根
不容
梁門
承滿
關門
太乙
滑肉門
天樞
大巨
外陵
水道
歸來
氣衝
髀關
承泣
四白
巨髎
地倉
屬胃絡脾
伏兔
陰市
梁丘
犢鼻
足三里
上虛
豐隆
條口
下虛
解谿
衝陽
陷谷
內庭
厲兌

足陽明胃經

●原文

胃足陽明之脈，起於鼻，交頞中，旁約太陽之脈，下循鼻外，入上齒中，還出挾口環唇，下交承漿，卻循頤後下廉，出大迎，循頰車，上耳前，過客主人，循髮際，至額顱；其支者，從大迎前下人迎，循喉嚨，入缺盆，下膈，屬胃，絡脾；其直者，從缺盆下乳內廉，下挾臍，入氣街中；其支者，起於胃口，下循腹里，下至氣衝中而合，以下髀關，抵伏兔，下膝髕中，下循脛外廉，下足跗，入中指內間；其支者，下廉三寸而別，下入中指外間；其支者，別跗上，入大指間，出其端（《靈樞・經脈》）。

●經脈循行

經脈體表循行起於目下。經面一周，行於頸前及胸腹前，至下肢外側前面，到達次趾外側末端。從頭向足，計45穴，左右共計90穴。

起於鼻翼兩側（迎香），上行到鼻根部，與旁側足太陽經交會，向下沿著鼻的外側（承泣），進入上齒齦，回出環繞口唇，向下交會於頦唇溝內承漿（任脈）處，再向後沿著口腮後下方，出於下頜大迎處，沿著下頜角頰車，上行耳前，經過上關（足少陽經），沿髮際至額（頭維），與督脈會於神庭。

面部支脈：從大迎前下走人迎，沿著喉嚨，會大椎，入缺盆部，向下通過橫膈，屬胃，絡於脾臟。

缺盆部直行的支脈：經乳頭，向下挾臍旁，進入小腹兩側氣衝。

胃下口部支脈：沿著腹里向下與氣衝會合，再由此向下至髀關，直抵伏兔部，下至膝髕，沿著脛骨前脊外側前線，下經足背，進入第2足趾外側端（屬兌）。

脛部支脈：從膝下3寸（足三里）處分出，進入足中趾外側。

足背部支脈：從足背（衝陽）分出，進入足大趾內側端（隱白），與足太陰脾經相接。

●主治

1. 消化系統疾病，如胃下垂、腸麻痺、胃腸神經官能症等。

2. 頭面五官疾病，如頭痛、牙痛、面神經麻痺、腮腺炎等。

3. 經脈所過部位的疾病，如胸痛、膝關節痛、下肢痿痹、偏癱等。

4. 其他疾病，如神經衰弱、身體虛弱、乳腺炎等。

●足陽明胃經經穴歌訣

四十五穴足陽明，承泣四白巨髎經，

地倉大迎頰車停，下關頭維對人迎，

水突氣舍連缺盆，氣戶庫房屋翳屯，

膺窗乳中延乳根，不容承滿梁門起，

關門太乙滑肉門，天樞外陵大巨存，

水道歸來氣衝次， 髀關伏兔走陰市，

梁丘犢鼻足三里，上巨虛連條口位，

下巨虛穴上豐隆，解谿衝陽陷谷中，

內庭厲兌陽明穴，大趾次趾之端終。

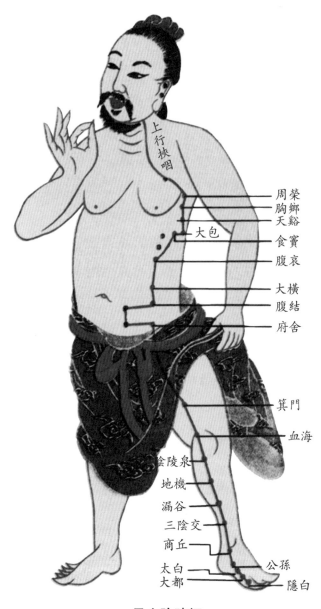

上行挾咽

周榮
胸鄉
天谿
大包
食竇
腹哀
大橫
腹結
府舍

箕門

血海

陰陵泉
地機
漏谷
三陰交
商丘
太白
大都

公孫
隱白

足太陰脾經

●原文

脾足太陰之脈，起於大指之端，循指內側白肉際，過核骨後，上內踝前廉，上踹內，循脛骨後，交出厥陰之前，上膝股內前廉，入腹，屬脾，絡胃，上膈，挾咽，連舌本，散舌下；其支者，復從胃，別上膈、注心中（《靈樞·經脈》）。

●經脈循行

經脈體表循行足內側趾末端，行於小腿內面前側經小腿中央，大腿內面前側到達腹、胸前外側。從足走向胸，計21穴，左右共計42穴。

起於足大趾末端（隱白），沿著大趾內側赤白肉際，過大趾本節後圓骨，上行至內踝前面，再上腿肚，沿著脛骨後面，交出足厥陰經之前，經膝、股部內側前緣入腹，屬脾，絡胃，通過橫膈上行，挾食管兩旁，連系舌根，分散於舌下。

胃部支脈：向上經由橫膈，流注於心中，與手少陰心經相接。

●主治

1. 消化系統疾病，如消化不良、腸麻痹、腹瀉、便秘、胃腸功能紊亂等。

2. 生殖泌尿系統疾病，如月經不調、閉經、痛經、難產、盆腔炎、前列腺炎、遺精、陽痿等。

3. 經脈所過部位的疾病，如下肢癱瘓、風濕性關節炎等。

●足太陰脾經經穴歌訣

足太陰經脾中州，隱白在足大趾頭，

大都太白公孫盛，商丘三陰交可求，

漏谷地機陰陵泉，血海箕門衝門開，

府舍腹結大橫排，腹哀食竇連天谿，

胸鄉周榮大包隨，二十一穴太陰全。

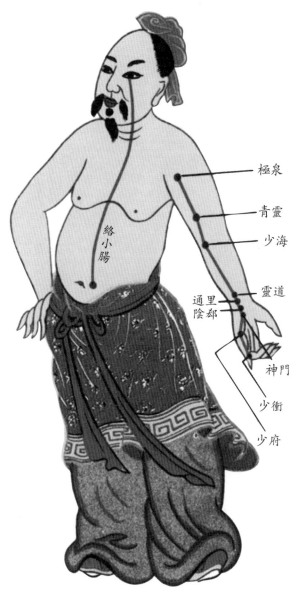

極泉

青靈

少海

靈道

通里
陰郄

神門

少衝

少府

絡小腸

手少陰心經

●原文

心手少陰之脈，起於心中，出屬心系，下膈，絡小腸；其支者，從心系，上挾咽，繫目系；其直者，復從心系卻上肺，下出腋下，下循臑內後廉，行太陰心主之後，下肘內，循臂內後廉，抵掌後銳骨之端，入掌內後廉，循小指之內，出其端（《靈樞·經脈》）。

●經脈循行

經脈體表循行於腋下，行於上肢內面尺側，到達小指橈側末端。從胸走向手計9穴，左右共計18穴。

起於心中，出屬於「心系」（心與其他臟器相連的部位），經由橫膈，下絡小腸。

「心系」向上之脈：挾著食道上行，繫於目（指眼球與腦聯繫的脈絡）。

「心系」直行之脈：上行於肺部，橫出於腋窩（極泉），沿著上臂內側後緣，肱二頭肌內側溝，至肘窩內側，沿前臂內側後緣、尺側腕屈肌腱之側，到掌後豌豆骨部，入掌，經小指橈側至末端（少衝），與手太陽小腸經相接。

●主治

1. 心血管疾病，如心動過速、心動過緩、心絞痛等。

2. 神經精神疾病，如神經衰弱、癔病（歇斯底里）、精神分裂症、癲癇等。

3. 經脈所過部位的疾病，如脅痛、肘臂痛等。

●手少陰心經經穴歌訣

> 九穴午時手少陰，極泉青靈少海深，
>
> 靈道通里陰郄邃，神門少府少衝尋。

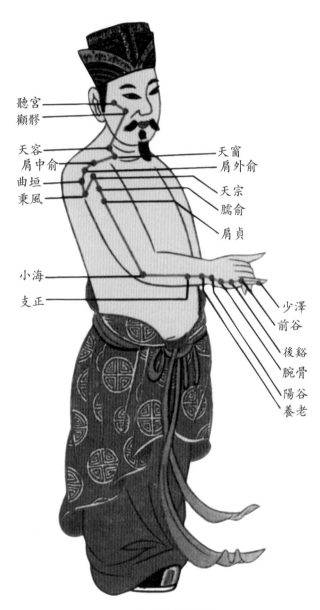

聽宮
顴髎

天容
肩中俞
曲垣
秉風

天窗
肩外俞
天宗
臑俞
肩貞

小海
支正

少澤
前谷
後谿
腕骨
陽谷
養老

手太陽小腸經

●原文

小腸手太陽之脈，起於小指之端，循手外側上腕，出髁中，直上循臂骨下廉，出肘內側兩筋之間，上循臑外後廉，出肩解，繞肩胛，交肩上，入缺盆，絡心，循咽下膈，抵胃，屬小腸；其支者，從缺盆循頸上頰，至目銳眥，卻入耳中；其支者，別頰上頤，抵鼻，至目內眥，斜絡於顴（《靈樞‧經脈》）。

●經脈循行

經脈體表循行起小指尺側末端，行於上肢外面的尺側，經肩胛、頸、目下到達耳前。計19穴，左右共計38穴。

起於小指外側端（少澤），沿著手背外側至腕部，出於尺骨莖突，直上前臂外側尺骨後緣，經尺骨鷹嘴與肱骨內上髁之間，循上臂外側後緣，出於肩關節，繞行肩胛部，交會於大椎穴（督脈），入缺盆絡於心，沿著食管過橫膈，過胃，屬小腸。

缺盆部支脈：沿著頸部上面頰，至目外眥，轉入耳中（聽宮）。

頰部支脈：上行目眶下，抵於鼻旁，至目內眥（睛明），與足太陽膀胱經相接。

●主治

1. 頭面五官疾病，如耳聾、中耳炎、腮腺炎、扁桃體炎、目疾等。

2. 經脈所過部位疾病，如肩背疼痛、肘背疼痛等。

●手太陽小腸經經穴歌訣

手太陽穴一十九，少澤前谷後谿數，

腕骨陽谷養老繩，支正小海外輔肘，

肩貞臑俞接天宗，髎外秉風曲垣首，

肩外俞連肩中俞，天窗乃於天容偶，

銳骨之端上顴髎，聽宮耳前珠上走。

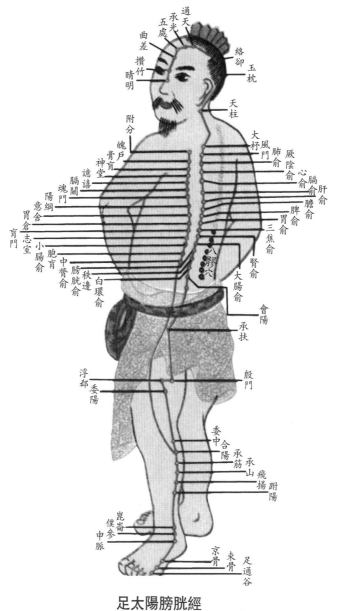

足太陽膀胱經

●原文

膀胱足太陽之脈，起於目內眥，上額，交巔；其支者，從巔至耳上角；其直者，從巔入絡腦，還出別下項，循肩髆內，挾脊，抵腰中，入循膂，絡腎，屬膀胱；其支者，從腰中下挾脊，貫臀，入膕中；其支者，從髆內左右，別下，貫胛，挾脊內，過髀樞，循髀外，從後廉，下合膕中，以下貫踹（腨）內，出外踝之後，循京骨，至小趾外側（《靈樞‧經脈》）。

●經脈循行

經脈體表循行起於目內眥，經頭頂、項部行於脊柱兩側，至下肢外側後面，過外踝，到達足小趾外側。從頭走向足，計67穴，左右共計134穴。

起於目內眥（晴明），上額交會於巔頂（百會）。

巔頂部支脈：從頭頂到顳顬部。

巔頂部直行的脈：從頭頂入裡聯絡於腦，回出分開下行項後，沿著肩胛部內側，挾脊柱，到達腰部，從脊旁肌肉進入體腔，聯絡腎臟，屬於膀胱。

腰部支脈：向下通過臀部，進入膕窩內。

後項支脈：通過肩胛內緣直下，經過臀部下行，沿大腿後外側，與腰部下來的支脈會合於膕窩中。從

此向下，出於外踝後，沿第5蹠骨粗隆，至小趾外側端（至陰），與足少陰腎經相接。

●主治

1. 呼吸系統疾病，如感冒、肺炎、支氣管炎、肺結核等。

2. 心血管系統疾病，如心動過速、心動過緩、心絞痛等。

3. 消化系統疾病，如痢疾、胃炎、消化不良、潰瘍病、胃下垂、膽絞痛、膽囊炎、肝炎等。

4. 泌尿系統疾病，如遺精、遺尿、陽痿、閉經、痛經、月經不調、腎炎、腎絞痛、盆腔炎、胎位不在、難產等。

5. 其他疾病，如癔病、神經衰弱、脫肛、痔瘡等。

6. 經脈所過部位的疾病，如頭痛、眼痛、頸背痛、腰痛、坐骨神經痛、癱瘓、下肢痿痹、風濕性關節炎等。

●足太陽膀胱經經穴歌訣

足太陽經六十七，睛明目內紅肉藏，
攢竹眉衝與曲差，五處寸半上承光，
通天絡卻玉枕昂，天柱後際大筋外，

大杼背部第二行，風門肺俞厥陰四，
心俞督俞膈俞強，肝膽脾胃接三焦，
腎俞氣海大腸鄉，關元小腸到膀胱，
中膂白環仔細量，上髎次髎中復下，
一空二空腰髁當，會陽陰尾骨外取，
附分夾脊第三行，魄戶膏肓與神堂，
譩譆膈關魂門九，陽綱意舍仍胃倉，
肓門志室胞肓續，二十一椎秩邊場，
承扶臀橫紋中央，殷門浮郗到委陽，
委中合陽承筋是，承山飛揚踝跗陽，
崑崙僕參連申脈，金門京骨束骨忙，
通谷至陰小趾旁。

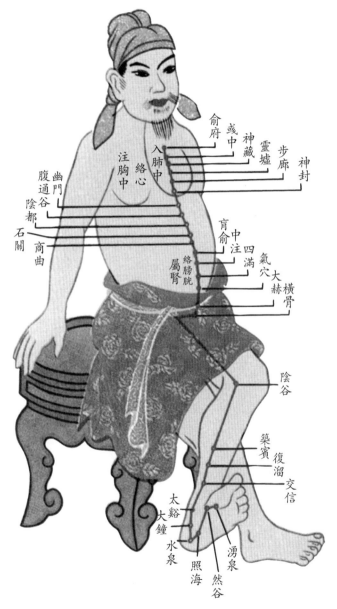

足少陰腎經

●原文

腎足少陰之脈，起於小指之下，邪走足心，出於然谷之下，循內踝之後，別入跟中，以上踹（腨）內，出膕內廉，上股內後廉，貫脊，屬腎，絡膀胱；其直者，從腎上貫肝膈，入肺中，循喉嚨，挾舌本；其支者，從肺出絡心，注胸中（《靈樞・經脈》）。

●經脈循行

經脈體表循行起於足小趾下，從足心行於下肢內面後側到達腹胸內側，從足走向胸，計27穴，左右共計54穴。

起於足小趾下，斜走足心（湧泉），出於舟骨粗隆下，沿內踝後，進入足跟，再向上行於腿肚內側，出膕窩內側半腱肌腱與半膜肌腱之間，上經大腿內側後緣，通向脊柱，屬於腎臟，聯絡膀胱，還出於前（中極，屬任脈），沿腹中線旁開0.5寸，胸部正中線旁開2寸，到達鎖骨下緣（俞府）。

腎臟直行之脈：向上通過肝和橫膈，進入肺中，沿著喉嚨，挾於舌根兩側。

肺部支脈：從肺出來，聯絡心臟，流注胸中，與手厥陰心包經相接。

●主治

1. 泌尿生殖系統疾病，如陽痿、遺精、尿瀦留、睾丸炎、痛經、胎位不正、腎炎等。

2. 五官疾病，如耳聾、耳鳴、牙痛等。

3. 其他疾病，如休克、中暑、中風等。

●足少陰腎經經穴歌訣

> 足少陰穴二十七，湧泉然谷太谿溢，
>
> 大鐘水泉通照海，復溜交信築賓實，
>
> 陰谷膝內跗骨後，以上從足走至膝，
>
> 橫骨大赫連氣穴，四滿中注肓俞臍，
>
> 商曲石關陰都密，通谷幽門寸半闢，
>
> 步廊神封膺靈墟，神藏彧中俞府畢。

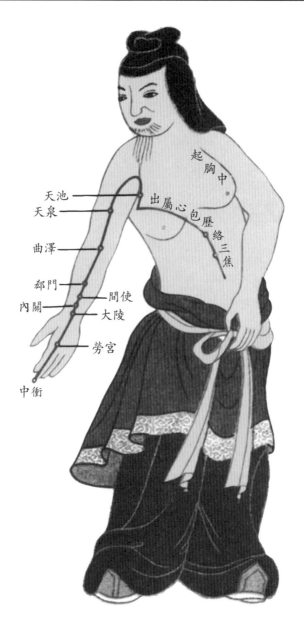

天池
天泉
曲澤
郄門
內關
間使
大陵
勞宮
中衝

起胸中
出屬心包
歷絡三焦

手厥陰心包經

●原文

心主手厥陰心包絡之脈，起於胸中，出屬心包絡，下膈，歷絡三焦；其支者，循胸出脅，下腋三寸，上抵腋下，循臑內，行太陰、少陰之間，入肘中，下臂，行兩筋之間，入掌中，循中指，出其端；其支者，別掌中，循小指次指，出其端（《靈樞·經脈》）。

●經脈循行

經脈體表循行從乳頭外側經胸，行於上肢內側當中，到達中指末端。從胸走向手，計9穴，左右共計18穴。

起於胸中，出屬心包絡，向下通過橫膈，從胸至腹，依次聯絡上、中、下三焦。

胸部支脈：沿著胸中，出於脅部，至腋下三寸處（天池），上行抵腋窩中，沿上臂內側正中，行於手太陰和手少陰之間，進入肘窩中，向下行於前臂掌長肌腱與橈側腕屈肌腱之間，進入掌中，沿著中指到指端（中衝）。

掌中支脈：從勞宮分出，沿著無名指尺側到指端，與手少陽三焦經相接。

●主治

1. 心血管疾病，如心動過速、心動過緩、心絞痛以及神經官能症等。

2. 精神神經疾病，如精神分裂症、神經衰弱、癔病等。

3. 其他疾病，如胸悶、胃痛、嘔吐、肘臂痛、掌心熱等。

●手厥陰心包經經穴歌訣

> 九穴心包手厥陰，天池天泉曲澤深，
>
> 郄門間使內關對，大陵勞宮中衝尋。

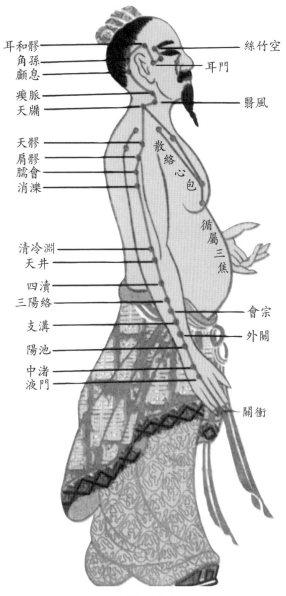

耳和髎
角孫
顱息
瘈脈
天牖

絲竹空
耳門
翳風

天髎
肩髎
臑會
消濼

散絡心包

循屬三焦

清冷淵
天井
四瀆
三陽絡
支溝
陽池
中渚
液門

會宗
外關

關衝

手少陽三焦經

●原文

三焦手少陽之脈，起於小指次指之端，上出兩指之間，循手表腕，出臂外兩骨之間，上貫肘，循臑外，上肩，而交出足少陽之後，入缺盆，布膻中，散絡心包，下膈，循屬三焦；其支者，從膻中上出缺盆，上項繫耳後，直上出耳上角，以屈下頰至頤；其支者，從耳後入耳中，出走耳前，過客主人，前交頰，至目銳眥（《靈樞・經脈》）。

●經脈循行

經脈體表循行起於手無名指尺側末端，行於上肢外側當中，經肩上、頸部、耳後到達眉梢。從手走向頭，計23穴，左右共計46穴。

起於無名指尺側端（關衝），向上出於手背第4、5掌骨之間，沿著腕背，出於前臂伸側尺骨、橈骨之間，向上通過肘尖，上臂外側三角肌後緣，上達肩部，交出於足少陽經的後面，向前進入缺盆，分佈於胸中，聯絡心包，向下通過橫膈，從胸至腹，屬上、中、下三焦。

胸中支脈：從胸上出缺盆，上走項部，沿耳後直上，出於耳上到額角，再屈而下行至面頰，到達目眶下。

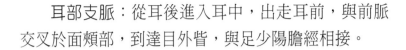

　　耳部支脈：從耳後進入耳中，出走耳前，與前脈交叉於面頰部，到達目外眥，與足少陽膽經相接。

●主治

　　1. 頭部五官疾病，如偏頭痛、面神經麻痹、耳鳴、腮腺炎、咽炎、頸部淋巴結腫大等。

　　2. 經脈所過部位的疾病，如頸項痛、肩背痛、肘臂痛、手背腫痛等。

●手少陽三焦經經穴歌訣

　　　二十三穴手少陽，關衝液門中渚旁，

　　　陽池外關支溝正，會宗三陽四瀆長，

　　　天井清冷淵消濼，臑會肩髎天髎堂，

　　　天牖翳風瘈脈青，顱息角孫耳門鄉，

　　　和髎耳前銳髮處，絲竹眉梢不須量。

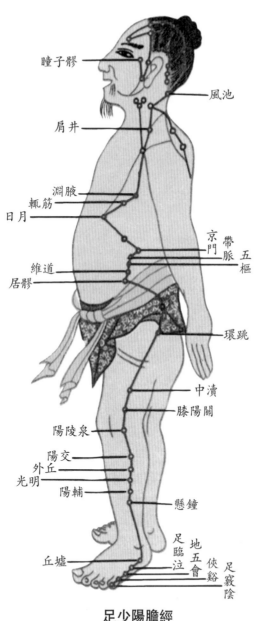

瞳子髎

風池

肩井

淵腋

輒筋

日月

京門 帶脈 五樞

維道

居髎

環跳

中瀆

膝陽關

陽陵泉

陽交

外丘

光明

陽輔

懸鐘

足臨泣 地五會 俠谿 足竅陰

丘墟

足少陽膽經

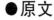

●原文

　　膽足少陽之脈，起於目銳眥，上抵頭角下耳後，循頸行手少陽之前，至肩上卻交出手少陽之後，入缺盆；其支者，從耳後入耳中，出走耳前，至目銳眥後；其支者，別銳眥，下大迎，合於手少陽，抵於頄，下加頰車，下頸合缺盆，以下胸中，貫膈，絡肝，屬膽，循脅裡，出氣街，繞毛際，橫入髀厭中；其直者，從缺盆下腋，循胸，過季脅下合髀厭中，以下循髀陽，出膝外廉，下外輔骨之前，直下抵絕骨之端，下出外踝之前，循足跗上，入小指次指之間；其支者，別跗上，入大指之間，循大指岐骨內，出其端，還貫爪甲，出三毛（《靈樞·經脈》）。

●經脈循行

　　經脈體表循行起於目外眥，行於頭頂，頭頂外側，頂部經胸、腰側面至下肢外側正中，到達四肢外末端。從頭走向足，計44穴，左右共計88穴。

　　起於目外眥（瞳子髎），向上到額角返回下行至耳後，沿頸部向後交會大椎穴，再向前入缺盆部入胸過膈，聯絡肝臟，屬膽，沿脅肋部，出於腹股溝，經外陰毛際，橫行入髖關節（環跳）。

　　耳部、外眥部的支脈：從耳後進入耳中，出走耳

前，到目外眥後方。向下經頰部會合前脈於缺盆部。經季脅和前脈會於髖關節後，再向下沿大腿的外側，出於膝外側，下行經腓骨前直下到外踝前，進入足第4趾外側端（足竅陰）。

足背部支脈：從足臨泣處分出，沿著第1、第2蹠骨之間，至大趾端（大敦），與足厥陰肝經相接。

●主治

1. 肝膽疾病，如膽絞痛、慢性膽囊炎、急慢性肝炎等。

2. 頭面五官疾病，如偏頭痛、眼痛、頸項痛、牙痛、面神經麻痺、耳鳴等。

3. 經脈所過部位的疾病，如脅痛、髖關節痛、膝關節痛等。

●足少陽膽經經穴歌訣

足少陽經瞳子髎，四十四穴行迢迢，
聽會上關頷厭集，懸顱懸厘曲鬢翹，
率谷天衝浮白次，竅陰完骨本神邈，
陽白臨泣目窗闢，正營承靈腦空搖，
風池肩井淵腋部，輒筋日月京門標，
帶脈五樞維道續，居髎環跳風市招，
中瀆陽關陽陵泉，陽交外丘光明宵，

陽輔懸鐘丘墟外，足臨泣與地五會，

俠谿竅陰四趾端。

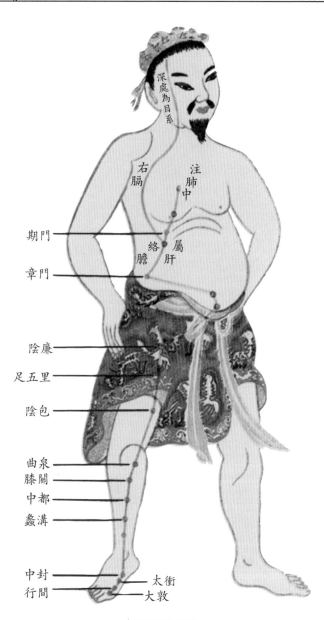

足厥陰肝經

●原文

肝足厥陰之脈，起於大指叢毛之際，上循足跗上廉，去內踝一寸，上踝八寸，交出太陰之後，上膕內廉，循股陰，入毛中，過陰器，抵小腹，挾胃，屬肝，絡膽，上貫膈，布脅肋，循喉嚨之後，上入頏顙，連目系，上出額，與督脈會於巔；其支者，從目系下頰裡，環唇內；其支者，復從肝，別貫膈，上注肺（《靈樞·經脈》）。

●經脈循行

經脈體表循行起於足趾外側端，行於小腿內側經大腿內面中央至前陰部到達脅下。從足走向腹，計14穴，左右共計28穴。

起於足大趾上毫毛部（大敦），經內踝前向上至內踝上8寸處交出於足太陰經之後，上行沿股內側，進入陰毛中，繞陰器，上達小腹，挾胃旁，屬肝絡膽，過膈，分佈於脅肋，沿喉嚨後面，向上入鼻咽部，連接於「目系」（眼球連繫於腦的部位），上出於前額，與督脈會合於巔頂。

「目系」支脈：下行頰裡，環繞唇內。

肝部支脈：從肝分出，過膈，向上流注於肺，與手太陰肺經相接。

●主治

1. 泌尿生殖系統疾病，如痛經、崩漏、睾丸炎、膀胱炎、前列腺炎、疝氣等。

2. 肝膽疾病，如急慢性肝炎、膽囊炎、肝脾腫大等。

3. 其他疾病，如頭頂痛、眩暈、癲癇等。

●足厥陰肝經經穴歌訣

一十四穴足厥陰，大敦行間太衝償，

中封蠡溝中都近，膝關曲泉陰包臨，

五里陰廉急脈穴，章門長對期門深。

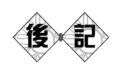

　　歲月不堪回首，風風雨雨，轉眼人到中年，生命又一輪迴。

　　源於對中華傳統養生文化的喜歡，從20歲起，業餘時間開始學習太極拳及氣功，注重身體素質鍛鍊和傳統文化修養，時已堅持38年。尤其近10年接觸氣功養生文化，一下子從喜歡到喜愛，從喜愛到研修，感受到是一種責任、使命和擔當。時不我待，書山有路，筆下耕耘，志在傳承、發揚和光大。

　　《健身養生八段錦》書稿，從簽約到筆耕，從耕耘到收穫，只有短短4個月時間，集10年氣功養生文化和功法學習以及教學心得，願與大家共同學習、交流、提高、賜教。

　　由衷感謝世界醫學氣功學會主席高鶴亭為此書提筆寫序。願中華傳統醫學養生文化獨樹一幟，再創輝煌，引領世界，打開人類生命科學大門，造福人類。

　　　　　　　　　　　　　　　霍瑞明　於北京

國家圖書館出版品預行編目資料

健身養生八段錦／霍瑞明　張衍澤　主編
——初版，——臺北市，大展，2017〔民106.11〕
面；21公分 ——（養生保健；59）
ISBN 978-986-346-184-5（平裝附影音光碟片）
1.氣功　養生
413.94　　　　　　　　　　　　　　106016141

健身養生八段錦 附 VCD

主　　編／霍瑞明　張衍澤
責任編輯／壽亞荷　郭敬斌
發 行 人／蔡森明
出 版 者／大展出版社有限公司
社　　址／台北市北投區（石牌）致遠一路2段12巷1號
電　　話／（02）28236031・28236033・28233123
傳　　眞／（02）28272069
郵政劃撥／01669551
網　　址／www.dah-jaan.com.tw
E - mail ／ service@dah-jaan.com.tw
登 記 證／局版臺業字第2171號
承 印 者／傳興印刷有限公司
裝　　訂／眾友企業公司
排 版 者／弘益電腦排版有限公司
授 權 者／遼寧科學技術出版社
初版1刷／2017年（民106）11月

定　價／300元

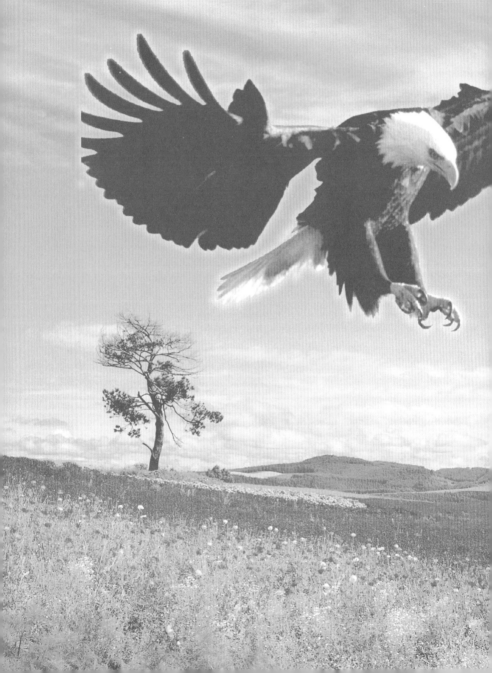